沈丕安风湿免疫病治疗经验集

主编　周冬青

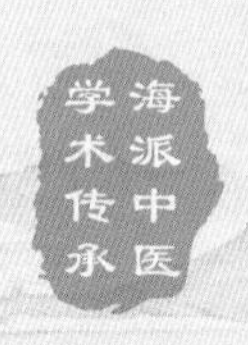

SHENPI'AN
FENGSHI MIANYIBING
ZHILIAO JINGYANJI

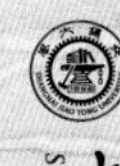

上海交通大学出版社
SHANGHAI JIAO TONG UNIVERSITY PRESS

内容提要

本书为一部介绍上海市名中医沈丕安在中医风湿免疫病领域学术思想和临床经验的学术专著。全书分为四个部分，“名医简介”对沈丕安名中医做了简要介绍；“学术思想”系统阐述了沈丕安在中医风湿免疫病领域的学术思想；“经验特色”以疾病为分类，以中西医结合的方式，介绍了沈丕安对这些疾病的认识和诊治特色；“跟师临床”对应“经验特色”中的疾病顺序，每个疾病列一到数个病案，详细记录患者的诊疗经过、疾病预后及转归等临床信息，每个病案后附有“临证心得”“用药点滴”“释疑解惑”，可供研习者进一步揣摩学习。

本书可供从事风湿免疫病的临床、教学、科研工作者阅读参考。

图书在版编目(CIP)数据

沈丕安风湿免疫病治疗经验集/周冬青主编. —上海：上海交通大学出版社，2023.6

ISBN 978-7-313-28634-5

Ⅰ.①沈… Ⅱ.①周… Ⅲ.①风湿性疾病—中医临床—经验—中国—现代 Ⅳ.①R259.932.1

中国国家版本馆 CIP 数据核字(2023)第 088248 号

沈丕安风湿免疫病治疗经验集

SHENPI'AN FENGSHI MIANYIBING ZHILIAO JINGYANJI

主　　编：周冬青

出版发行：上海交通大学出版社　　地　　址：上海市番禺路 951 号

邮政编码：200030　　电　　话：021-64071208

印　　制：上海景条印刷有限公司　　经　　销：全国新华书店

开　　本：710 mm×1000 mm　1/16　　印　　张：11.25

字　　数：167 千字　　插　　页：4

版　　次：2023 年 6 月第 1 版　　印　　次：2023 年 6 月第 1 次印刷

书　　号：ISBN 978-7-313-28634-5

定　　价：68.00 元

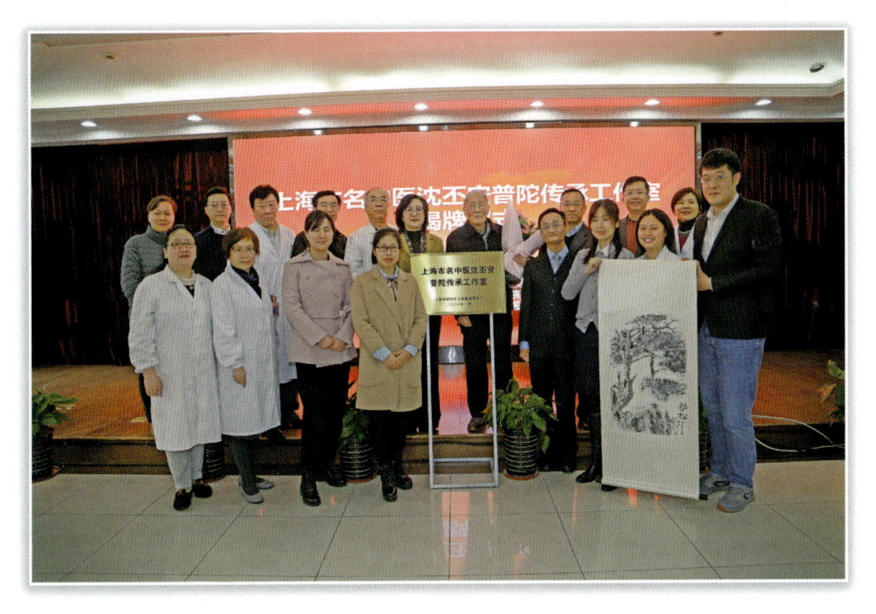

图1 2020年12月11日，上海市名中医沈丕安普陀传承工作室揭牌仪式举行

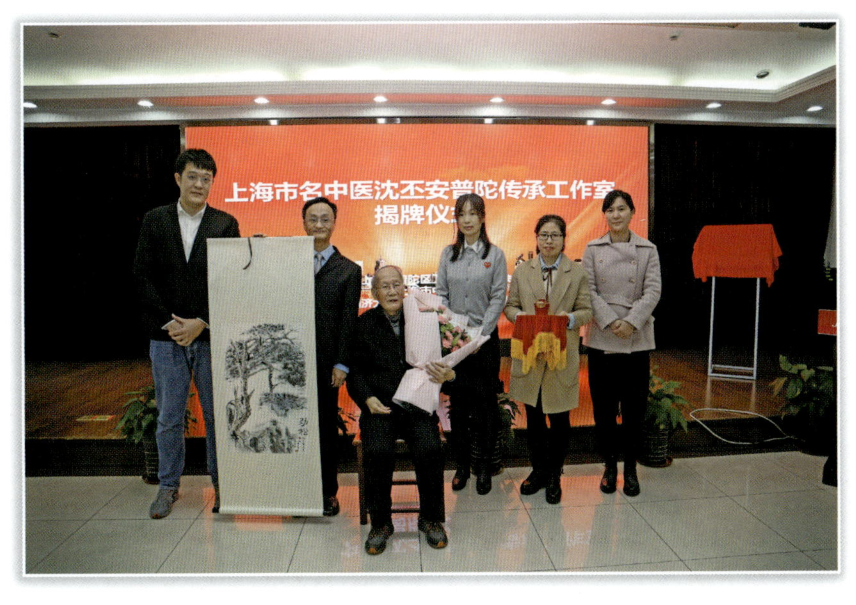

图2 2020年12月11日，上海市名中医沈丕安普陀传承工作室揭牌仪式举行

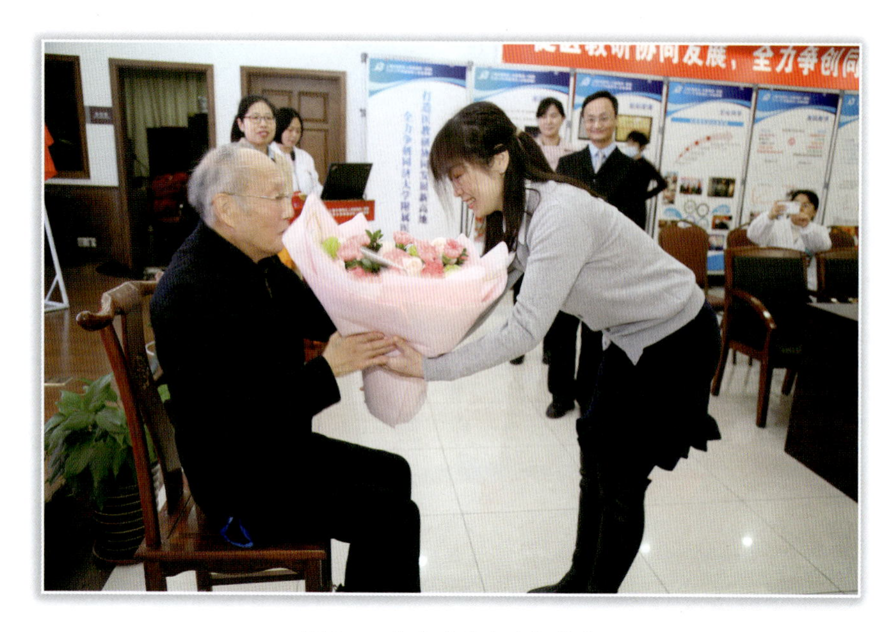

图 3　工作室成员向沈师献花

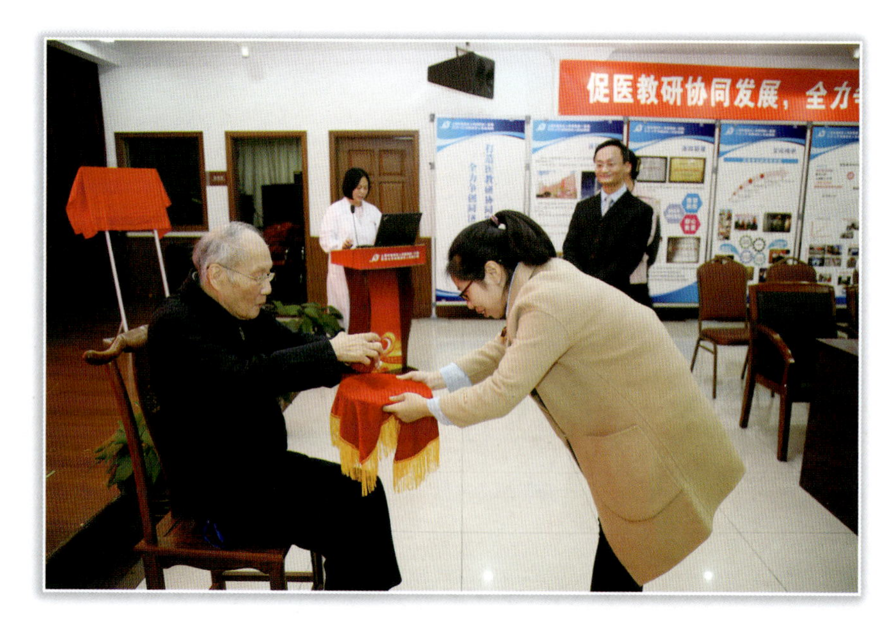

图 4　工作室成员向沈师敬茶

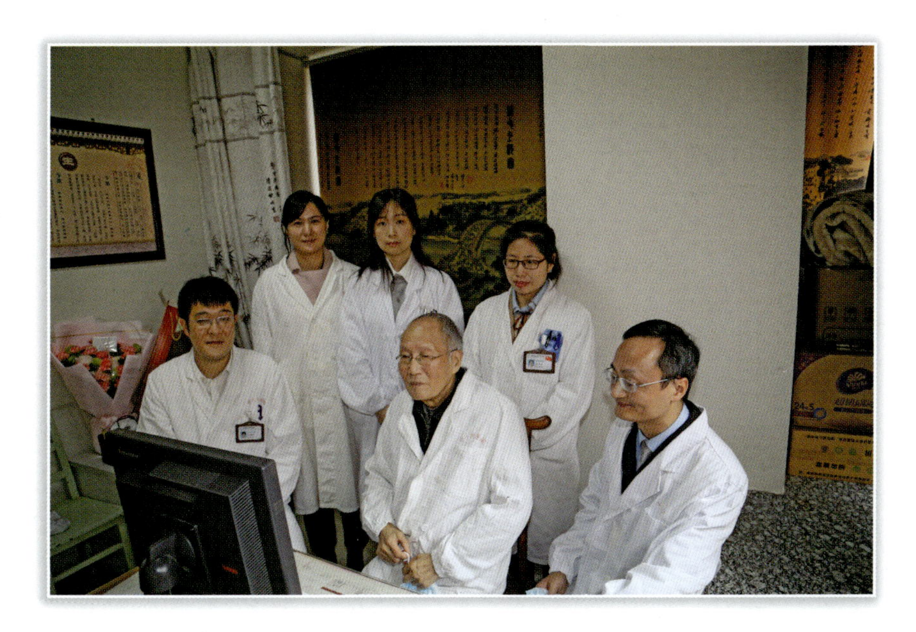

图5　工作室成员合影

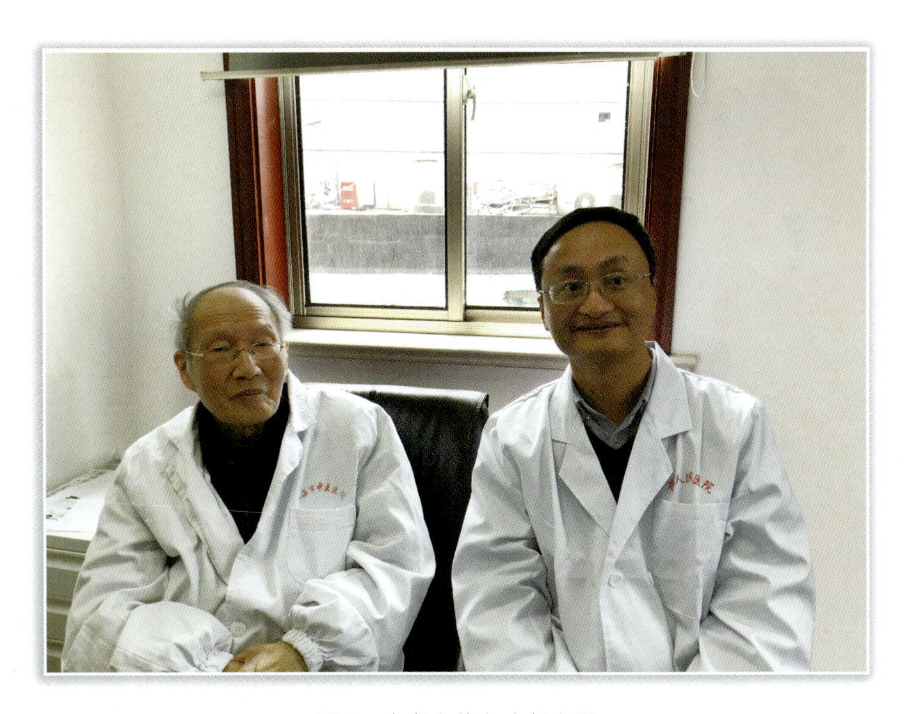

图6　本书主编与沈师合影

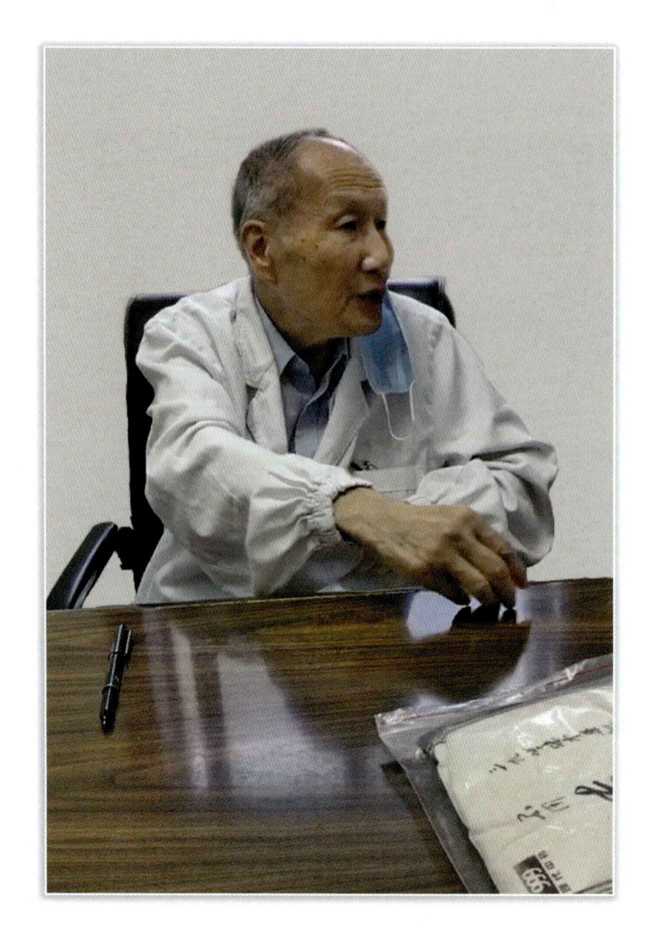

图7 沈师在传授临床经验

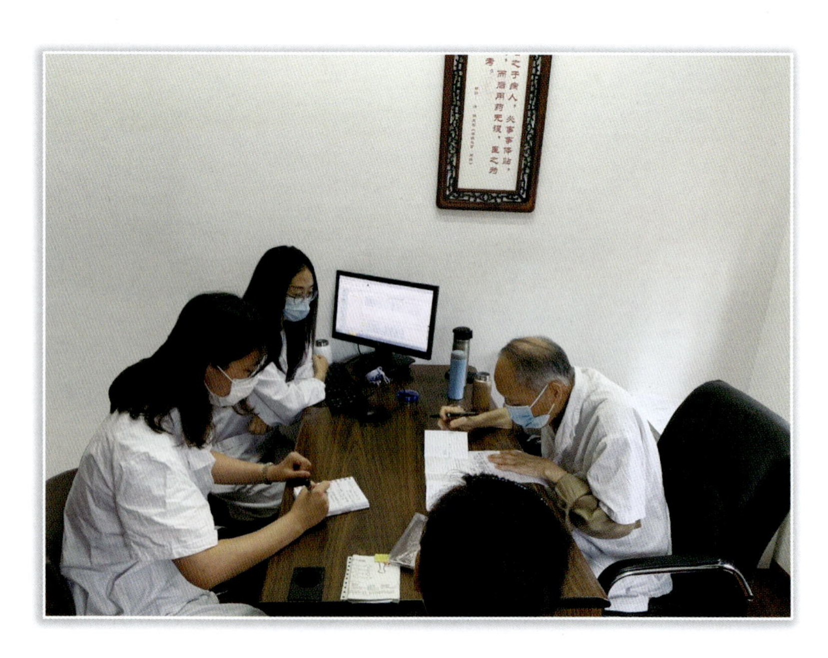

图8 工作室成员在抄方学习

编 委 会

主　审　沈丕安

主　编　周冬青

副主编　顾禕敏

编　委（按姓氏笔画排序）

吴清贤　何文姬　余清清　范佳玮

岳瑶函　赵嘉晶　高书荣

前　言

十几年前，刚接触风湿免疫病的我就听闻过沈丕安先生的大名，彼时的我无论如何都不会想到日后会和沈师有交集。感谢普陀区卫健委、区中医药发展办公室牵头组织的全国(上海市)名中医普陀传承工作室建设项目。2020年乘着西部中医医联体建设的东风，得益于上海市中医医院无私分享名老中医资源，成立了上海市名中医沈丕安普陀传承工作室，我有幸成为工作室负责人，得以忝列门墙，跟随沈师抄方学习。

初识沈师，我曾担心老先生不善表达或理论高深莫测，难以学习，后与沈师相处日久，我发现自己这种顾虑完全是多余的。老先生非常认可“师带徒”这种中医传统培养模式，沈师博学而健谈，乐于向后辈传授知识，分享心得，而且讲授深入浅出，生动幽默。从《内经》到《温病条辨》，从张仲景到叶天士，中医流派、各家学说、现代药理，乃至南北文化差异、戏曲诗词，无所不谈。可以说知无不言，言无不尽，更无不可言之密。他常说：“只要你们肯学，我没有什么不能讲的。”

跟师学习中，我发现了沈师的几个“与众不同”之处。

首先，沈师十分重视中医的现代化和中医药的临床疗效，重视实验室指标的解读和变化。他说，中医不能自弹自唱，需要与现代医学交流；而要获得西医同行的认可，一是需要有相同的评价体系，即实验室指标；二是要看临床疗效，即能切实地解决问题，不仅能改善症状，还能解决相关实验室指标的异常，这样才能让人信服，才能提高中医学的学术地位，让中医学更好地发展下去，其求真务实的学术态度可见一斑。

其次，沈师虽然擅长诊治红斑狼疮等顽症痼疾，却不常使用药物偏性很大的所谓“猛药”，相反，他对于毒性药物的使用非常谨慎，如青风藤祛风、利湿、活血解毒，临床治疗风湿痹痛疗效尚可，但该药易过敏，引起皮疹，还可造成白细胞减少、肝毒性等不良反应，故沈师不喜用。对于蛇、虫之类药物，他也几乎不用。非但如此，他还于每方中都酌加顾护脾胃的药物，以免脾胃受伤。

最后，沈师处方的中药材喜欢根茎类、果实类、藤木类，而不喜用花、叶、草类。沈师在常年临床实践中，发现前者药效要优于后者，他认为根茎、果实类药物凝聚精华，气味厚重，疗效自然优于草叶类。他所诊治的风湿免疫病多为积年沉疴，需要效专力宏的药物才能胜任，这也是沈师喜用根茎类药物的原因。此外，在相同重量下，草叶类药材体积更大，不便于患者携带、煎煮。

作为一位名老中医，沈师不仅对中药传统理论如数家珍，对中药现代药理也了如指掌，在其所著的《中药药理与临床运用》一书中，就充分体现了这种中西医学结合的学术思想。沈师基于传统理论与现代药理，再经临床实践摸索出的用药经验，施之临床，每获佳效。

这样的“与众不同”之处还有许多，我就不一一列举了。

在学术上，沈师尤其推崇清代医家叶天士，沈师认为，叶天士是开宗立派的一代宗师，是继张仲景之后的中医学又一座高峰，促进了中医学的大发展。叶天士从根本上划清了温病与伤寒的界限，冲破了当时伤寒学说一统天下的桎梏，创立了以卫气营血为纲的温病学证治体系。沈师之所以对叶天士推崇备至，乃是推崇其师古而不泥古、推陈出新的创新精神。

沈师也是当代一位以创新为鲜明特色的医家，他倡导中医现代化，提出中医要自信，要与时俱进，不能停步不前。哪怕一些理论在当时当世不被人理解和接受，只要真有疗效，就一定会发扬光大。他认为，风湿免疫疾病大多属于不能根治的疾病，患者需有与疾病长期共存的思想准备，长期服用中药，逐步取代西药，既能避免药物毒副反应，又能控制病情，这也是沈师的理想和毕生追求。在数十年来的临床工作中，沈师正是以这种理念默默地为病患服务，一些红斑狼疮的患者从中青年开始就在沈师处诊治，至今病情稳定，生活质量明显改善。

编写本书旨在向广大读者介绍沈师在中医风湿免疫病领域的学术思想和临床诊治疾病实例。“学术思想”系统阐述了沈师在中医风湿免疫病领域的学术思想；“经验特色”以疾病为分类，以中西医结合的方式，先介绍沈师临床中所诊治常见疾病的临床表现、实验室检查和病理特点、预后等现代医学知识，后介绍中医学认识，尤其是沈师对这些疾病的认识和诊治方案；“跟师临床”则是对应“经验特色”中的疾病顺序，每个疾病列举一到数个病案，详细记录发病时间、起病情况、诊疗经过、实验室检查、四诊情况、理法方药、复诊情况等临床信息；每个病案后的“临证心得”是名中医传承工作室成员自己的感悟；“用药点滴”对沈师临床中一些常用药物的传统和现代药理进行了阐释，同时也介绍了沈师对该药的使用心得；“释疑解惑”采用学生问、老师答的形式，原汁原味地再现了工作室成员随师抄方的场景，使读者仿佛身临其境，聆听名师的讲解，以充分领悟其思辨过程、学术特色和用药经验。

希望这本书的出版能为中医学术传承作出一定的贡献。

周冬青
2023年3月

目　录

名医简介 001

学术思想 003

一、提出风湿病"7+1"发病机制 003
二、阐述卫气理论与免疫性风湿病的关系 004
三、强调奇经八脉辨证 004
四、辨证与辨病并重 004
五、重视现代实验室依据 005
六、注重现代药理研究成果 005

经验特色 007

一、类风湿关节炎的诊治经验 007
二、干燥综合征的诊治经验 013
三、系统性红斑狼疮的诊治经验 017
附：狼疮性皮肤红斑食疗药膳经验 023
四、贝赫切特综合征的诊治经验 024
五、痛风的诊治经验 029

六、强直性脊柱炎的诊治经验 — 032
七、系统性硬化病的诊治经验 — 038
八、银屑病关节炎的诊治经验 — 044
九、成人斯蒂尔病的诊治经验 — 047
十、幼年特发性关节炎的诊治经验 — 049
十一、多发性肌炎和皮肌炎的诊治经验 — 052
十二、混合性结缔组织病的诊治经验 — 056
十三、未分化结缔组织病的诊治经验 — 059
十四、成人原发性免疫性血小板减少症的诊治经验 — 060
十五、变应性皮肤血管炎的诊治经验 — 063
十六、自身免疫性肝病的诊治经验 — 065
十七、抗中性粒细胞胞质抗体相关性血管炎的诊治经验 — 068

跟师临床 — 073

一、类风湿关节炎案与析 — 073
二、干燥综合征案与析 — 084
三、系统性红斑狼疮案与析 — 093
四、贝赫切特综合征案与析 — 103
五、痛风案与析 — 110
六、强直性脊柱炎案与析 — 114
七、系统性硬化病案与析 — 121
八、银屑病关节炎案与析 — 124
九、成人斯蒂尔病案与析 — 127
十、幼年特发性关节炎案与析 — 132
十一、多发性肌炎和皮肌炎案与析 — 137
十二、混合性结缔组织病案与析 — 142
十三、未分化结缔组织病案与析 — 146
十四、成人原发性免疫性血小板减少症案与析 — 150

十五、变应性皮肤血管炎案与析 155
十六、自身免疫性肝病案与析 158
十七、抗中性粒细胞胞质抗体相关性血管炎案与析 161

参考文献 165

上海市名中医沈丕安普陀传承工作室简介 167

工作室负责人简介 168

后记 169

名医简介

沈丕安(1937—　),男,医学学士,主任医师,硕士研究生导师,上海市名老中医工作室指导老师,上海中医药大学终身教授,享受国务院政府特殊津贴。曾任中华中医药学会风湿病分会副主任委员,上海市中医药学会风湿病分会主任委员,上海市中医医院肿瘤科主任、内科主任、风湿免疫科主任、风湿病研究室主任,上海市食疗协作中心主任,上海药膳协会副会长,上海市医学系列高级职称评审委员会中医学科组委员等职务。现任中华中医药学会风湿病分会顾问,中国中医药信息学会风湿病分会顾问,世界中医药联合会风湿病专业委员会名誉会长,上海市中医药学会风湿病分会名誉主任委员,上海药膳协会名誉会长,国家中医药管理局人才交流中心中医健康管理职业规范化培训专家委员会专家等。

沈丕安教授长期从事临床、科研及教学工作,在风湿免疫和疑难病症诊疗方面有独到见解与一整套独具特色的有效治法。他博览经典,善于思考总结,自《黄帝内经》《伤寒论》《丹溪心法》《温热论》《临证指南医案》《温病条辨》等历代著述中汲取营养,传承创新,早在20世纪80年代即提出了免疫病中医治疗学的理念,强调"本虚标实、扶正祛邪"的整体观和辨证辨病对症三结合论治,逐渐确立了风湿病"7+1"发病机制作为风湿病的中医病因病机。沈师传承各家"痹本于阴虚"之说,创立"痹从阴虚论治"理论,确立了"养阴清热"的治疗法则,创红斑汤、紫斑汤、清肾汤、羌活地黄汤、生芦润燥汤、土茯苓汤等50多个方剂治疗免疫性疾病及其并发症。与此同时，沈师还创制了复方生地合剂、舒肝祛脂胶囊、贝芩合剂、银黄降脂袋泡茶等一系列中药特色制剂。“养阴清热治疗系统性红斑狼疮”获上海市卫生局成果奖；“宁红保健茶的研究”获国家科委成果一等奖；“上海健茶的研究”获原外经贸部新产品成果一等奖；专著《实用中医风湿病学》获卫生部基础研究成果三等奖。“风湿病辨证论治系列方药的临床及开发研究”获2007年度中华中医药学会科学技术奖二等奖。沈师1999年获得美国旧金山市“荣誉市民”称号，2010年受聘奥地利Diakonissen医院兼职教授，并于2020年获得上海市中医药杰出贡献奖。

沈丕安教授勤于著述，笔耕不辍，数十年间，著作等身，迄今为止出版著作27部，总计超过1 000万字，尚有几部著作即将付梓。主要著作有《实用中医风湿病学》《现代中医免疫病学》《红斑狼疮中医临床研究》《虚弱的药补与食补》《中药药理与临床运用》《〈黄帝内经〉学术思想阐释》《风湿病免疫病学术思想与临床》等，参加编写的著作有《痹病论治学》《临床中医内科学》《中国食疗学》第8部。20多年间发表有关红斑狼疮、类风湿关节炎、胃肠病、肿瘤、食疗、中医理论等论文80余篇。沈师还先后赴美国、英国、德国会诊讲学。《现代中医免疫病学》被译成英文在英国出版，美国、德国、英国、韩国、日本的医生自费前来向沈师跟诊学习，中医治疗风湿免疫病的国际影响得以不断扩大。

沈丕安教授不仅在专业领域极有建树，还热心中医药科普事业，其主讲的“科普新说”系列讲座由上海市科学技术协会主办、山东电视台录制，共100集，包括“灵验小药方”和“说本草”等内容。

沈丕安教授出生于中医世家，从小热爱传统文化，至今仍有现场观看昆曲的习惯，具有很深的人文情怀，业余时间还撰写了《中医中药文化小故事》一书。

学术思想

沈丕安教授在中医肿瘤、呼吸道疾病等许多领域都有建树，而在中医药诊治风湿免疫病领域尤其为人所称道，享有盛誉。笔者有幸跟师学习，接受沈师的耳提面命，并学习了相关的文献，现对沈师治疗风湿免疫病的学术思想总结如下：

一、提出风湿病“7＋1”发病机制

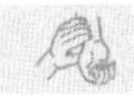

有关痹证的病因，《素问・痹论》中说“风寒湿三气杂至，合而为痹也”，又说“痹或痛，或不痛、或不仁，或寒、或热、或燥、或湿”。《金匮要略》提出“风湿相搏”“风血相搏”的理论。沈师认为风湿病的病因病机除风寒湿之外，热邪也是很重要的致痹因素。瘀血和痰饮是病理产物，可加重病情。风寒、湿热、瘀滞、积饮日久可化毒，使得病情严重而顽固。七邪为外邪、实邪，而其本为虚证，肾阴不足，久则真阴衰弱，精血亏损，筋骨损伤。因此沈师提出“风、寒、湿、热、瘀、痰、毒＋肾虚”的风湿病“7＋1”发病机制。具体疾病又有不同的侧重点，如系统性红斑狼疮以热、瘀、毒为主，滑囊炎以湿、热、瘀、痰为主，而类风湿关节炎更具有代表性，“7＋1”始终贯穿在整个疾病的病程中。

二、阐述卫气理论与免疫性风湿病的关系

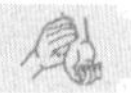

卫气是运行于脉外之气，“卫”为捍卫、护卫之意，相对于营气而言，卫气属于阳，故又称“卫阳”。《内经》提出“卫气虚实为百病之母”的观点，《灵枢·口问》说“脉道不通，卫气稽留”，《灵枢·营卫生会》提出“营气衰少，卫气内伐”的观点。而历代文献大多只强调卫气虚而致病，鲜有论述卫气实致病者，更无论述因“卫气过实过强”在脉道内留滞逆行或克伐自身而致病的。沈师根据《内经》有关卫气理论，提出“卫气虚实”“卫气稽留”“卫气内伐”均能致病的观点，并认为中医卫气理论与西医免疫理论有相似之处，特别是与免疫性风湿病的关系密切。基于“卫气稽留”“卫气内伐”的理论，沈师认为，风湿免疫病的治疗不应增强卫气，而是要祛除外邪，疏通经脉。因此沈师反对在免疫性疾病中使用人参、黄芪，认为它们会激活抗体，加重病情，这与前贤叶天士、徐灵胎的观点一致，叶天士在《临证指南医案·痹》中提出“人参及温补之药者……恐有留邪之患”。卫气理论对中医药治疗免疫性风湿病有着指导作用，有待我们进一步完善和发展。

三、强调奇经八脉辨证

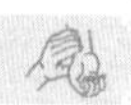

沈师认为，风湿病的外邪损伤经脉，主要是损伤奇经八脉，此观点由清代名医叶天士在《临证指南医案·痹》中提出。沈师强调，采用奇经八脉辨证，更符合风湿病的临床。痹证是外邪侵入奇经八脉，造成奇经阻滞，八脉空虚。奇经八脉分布于四肢、背脊、胸腹、头面、口腔等部位，但不分布于五脏六腑，而许多风湿病并不侵害内脏。部分风湿免疫病，有系统性损害者才会侵及内脏，这时才需要奇经八脉与十二经脉等一起辨证。

四、辨证与辨病并重

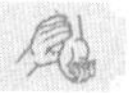

沈师认为，辨证论治是中医的精华和优势；遵循辨证论治的规律用药，

可以提高疗效，减少毒副反应；但辨证论治理论也是不完善的，而且现在还有简单化、公式化的不良倾向，不能完全应对临床问题。当下中西医学并存，也可以借鉴学习西医学，为我所用，特别是西医学的诊断，可以为中医所用。

其实辨病论治也是中医的传统，不能强调了辨证论治，就丢弃了辨病论治。早在《内经》中的“十三方”，即是以病为治疗靶点的，后来到了张仲景的《伤寒论》，才确立了辨证论治的思维，在中医学中，辨证论治与辨病论治应该并存。沈师认为，临床上治疗风湿免疫病，大致过程如下：首先应该辨证论治，确立寒热阴阳大的方向；再进行辨病论治，如胸腔积液要明确是狼疮性胸膜炎引起的还是结核性胸膜炎引起的，前者需调节免疫，后者则需抗结核治疗；然后可以进行对症治疗，如有胸腔积液可以加用利水药等，最后要注意保护脾胃，以保障患者可以长期服药而不产生不良反应。

五、重视现代实验室依据

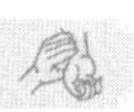

在风湿病领域，许多疾病在早期或稳定期可以没有症状，使得辨证治疗无证可辨，辨病又不知到了什么阶段，而现代医学的实验室检查却可能发现端倪。如系统性红斑狼疮，往往可以通过蛋白尿变化、血常规、红细胞沉降率、C反应蛋白、DNA抗体滴度变化来评估病情轻重变化以及评价临床疗效。所以沈师非但不排斥现代医学的实验室检查，反而认为能够更精细、更精准地把握疾病的变化规律，应该为我所用，将其纳入中医辨证体系，可以谓之“微观辨证”“辨查论治”。

沈师在长期的临床实践中，还摸索出了许多行之有效的改善实验室指标的治疗方法，延缓了病情的进展，改善了许多患者的长期预后。

六、注重现代药理研究成果

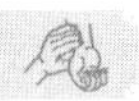

沈师在临床上观察到，辨证论治基本上是正确的，可疾病并无改善；或症状虽有好转，实验室指标却没有改善，如果加用了有特定疗效的，中药药

理研究明确的单味中药，指标就会明显好转。如女贞子有降酶的药理作用，加用之后有利于转氨酶的下降；牡丹皮能抗血管炎；白芥子、葶苈子有助消除积液等。在辨证论治的基础上加用了这些药物就能明显增加疗效。沈师认为，所谓老中医经验，实际上就是在长期实践中积累起来的解决某些临床具体问题的用药经验。这种经验是非常宝贵的，有些甚至是数代人的积累。而掌握中药现代药理知识是一个新的学习方法，既掌握辨证论治理论，又掌握现代药理研究知识，可使临床用药更加理性、目的明确、运用自如，达到用药到位、剂量到位、提高疗效的目的，还可以避免用药的不利因素，避免和克服毒副反应。沈师所著的《中药药理与临床运用》一书，即强调中药现代药理、临床运用、以《本草纲目》等为代表的传统理论的三结合。沈师强调，我们还需要辩证地看待现代药理与辨证论治之间的矛盾，有时候，药理研究提示某药有某种作用，辨证论治却不宜使用，一般服从辨证，如乌头虽能消炎止痛，但对阴虚型关节炎不宜使用；有时候辨证论治理论认为正确而药理却提示该药对病情有不利之处，就应该谨慎对待，尽量避免使用。如人参能激活抗体，不利于自身免疫病，即使是气虚型患者，也最好不要使用。又如紫草有清热凉血、透疹消斑之功，古人常用于治疗麻疹和皮肤病，药理研究却报道其有肾毒性与光毒性，因此不宜用于有肾脏损害与光过敏的患者。沈师在数十年临床实践中，不断去芜存菁，摸索、筛选出了许多行之有效，既符合中药传统性味主治，又契合现代药理、病理的中药材，这些用药经验对后学者也是一笔宝贵的财富。

经验特色

一、类风湿关节炎的诊治经验

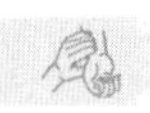

类风湿关节炎(rheumatoid arthritis, RA)是一种以侵蚀性关节炎为主要表现的全身性自身免疫疾病。本病以女性多发,男女患病比例约为1∶3。类风湿关节炎可发生于任何年龄,以30～50岁为发病的高峰,我国人群的患病率为0.2%～0.36%。RA的病理表现为关节滑膜的慢性炎症、血管翳形成,并出现关节软骨和骨破坏,最终可导致关节畸形和功能丧失。

本病的主要临床表现为对称性、持续性关节肿胀和疼痛,常伴有晨僵。受累关节以近端指间关节、掌指关节、腕、肘和足趾关节最为多见,同时,颈椎、颞颌关节、胸锁和肩锁关节也可受累。中、晚期的患者可出现手指的"天鹅颈"及"纽扣花"样畸形,腕关节、肘关节强直和掌指关节半脱位等。除关节外,还可出现皮下结节,心、肺和神经系统等受累,尚可有发热及疲乏等全身表现。

实验室检查可有轻至中度贫血,红细胞沉降率(ESR)增快,C反应蛋白(CRP)和血清IgG、IgM、IgA升高,多数患者血清中可出现类风湿因子(RF)、抗环瓜氨酸肽(CCP)抗体、抗修饰型瓜氨酸化波形蛋白(MCV)抗体、抗p68抗体、抗角蛋白抗体(AKA)、抗核周因子(APF)等多种自身抗体。

双手腕关节以及其他受累关节的X线片对本病的诊断有重要意义。

早期X线表现为关节周围软组织肿胀及关节附近骨质疏松；随着病情进展可出现关节面破坏、关节间隙狭窄、关节融合或脱位。根据关节破坏程度可将X线改变分为4期。MRI在显示关节病变方面优于X线，近年已被越来越多地应用到RA的诊断中。MRI可以显示关节炎性反应初期出现的滑膜增厚、骨髓水肿和轻度关节面侵蚀，有益于对RA的早期诊断。高频超声能清晰显示关节腔、关节滑膜、滑囊、关节腔积液、关节软骨厚度及形态等，彩色多普勒血流成像（CDFI）和彩色多普勒能量图（CDE）能直观地检测关节组织内血流的分布，反映滑膜增生的情况，并具有很高的敏感性。超声检查还可以动态判断关节腔积液量的多少和距体表的距离，用以指导关节穿刺及治疗。

本病的诊断主要依靠临床表现、实验室检查及影像学检查。典型的患者按1987年美国风湿病学会（ACR）的分类标准诊断并不困难，但对于不典型及早期RA易出现误诊或漏诊。对这些患者，除RF和抗CCP抗体等检查外，还可考虑MRI及超声检查，以利于早期诊断。对可疑RA的患者要定期复查和随访。

2009年ACR和欧洲抗风湿病联盟（EULAR）提出了新的RA分类标准和评分系统，即：至少一个关节肿痛，并有滑膜炎的证据（临床或超声或MRI）；同时排除了其他疾病而引起的关节炎，并有典型的常规放射学RA骨破坏的改变，可诊断为RA。另外，该标准对关节受累情况、血清学指标、滑膜炎持续时间和急性时相反应物4个部分进行评分，总得分6分以上也可诊断为RA（见表1）。

表1　ACR/EULAR 2009年RA分类标准和评分系统

关节受累情况		评分（0～5分）
受累关节数	受累关节情况	
1	中大关节	0
2～10	中大关节	1
1～3	小关节	2
4～10	小关节	3
>10	至少1个为小关节	5

（续表）

血清		评分(0～3分)
	RF或抗CCP抗体均阴性	0
	RF或抗CCP抗体至少1项低滴度阳性	2
	RF或抗CCP抗体至少1项高滴度(＞正常上限3倍)阳性	3
滑膜炎持续时间		评分(0～1分)
	≤6周	0
	＞6周	1
急性时相反应物		评分(0～1分)
	CRP或ESR均正常	0
	CRP或ESR增高	1

RA患者的预后与病程长短、病情程度及治疗有关。对具有多关节受累、关节外表现重、血清中有高滴度自身抗体和HLA-DR1/DR4阳性，以及早期出现骨破坏的患者应给予积极的治疗。大多数RA患者经系统规范的内科治疗可以达到临床缓解。

类风湿关节炎属中医“痹证”范畴，历代称为“历节病”“尪痹”等。沈师提出的风湿免疫病“7＋1”发病机制适用于一切风湿免疫疾病的中医学认识。故类风湿关节炎的病机为“风寒湿热痰瘀毒＋肾虚”。沈师提出本病阴阳俱伤，内外同病，是一个邪实正虚的顽症，治疗应以祛邪为主。包括祛风化湿、清热解毒、温寒化饮、化瘀通络，并结合养阴益肾。

沈师还强调本病“卫气留滞而致痹”的观点。他认为，类风湿关节炎的发病为卫气留滞、卫气内伐所致。早在《内经》中已提出风湿痹病的发生，并非卫气虚弱，而是卫气稽留，卫气实滞，脉道不通，从而发病致痹。《灵枢·口问》曰：“脉道不通，阴阳相逆，卫气稽留，经脉虚空，血气不次，乃失其常。”《内经》尚有“卫气内伐”的观点(《灵枢·营卫生会》)，卫气内伐的意思就是卫气能在体内戕伐自身而致病。所以，沈师强调本病是实证，而不是虚证。治疗不能增强卫气功能，不宜使用玉屏风散、补中益气汤等增强卫气的方剂来防治。临床观察长期服用人参或重用黄芪都能使类风湿关节炎肿痛病情加重，黄芪能促使抗环瓜氨酸肽抗体滴度上升。因此，沈师反对本病治疗使用人参、黄芪等补中益气类药物。

沈师还提出，采用奇经八脉辨证更为符合类风湿关节炎的临床。外邪损伤经脉，是指什么经脉？叶天士在《临证指南医案·痹》中提出损伤奇经八脉。外邪侵入奇经八脉，造成奇经阻滞，八脉空虚。奇经八脉分布于下肢、背脊、胸腹、头面、口腔、眼睛等部位，调节全身十二经脉气血，人体阴面阳面都有分布，但是不分布于五脏六腑。八脉中跷维四脉不入五脏，冲任督带四脉与肝肾有关，与其他三脏关系不大。叶天士还提出了中药归经，归入奇经八脉的观点，沈师按照叶天士提出的"疏通奇经""填补八脉"的用药归经，以及自己的临床经验，作为治疗类风湿关节炎用药归经的参考。

沈师由此拟定了治疗该病的有效方剂——羌活地黄汤。该方综合治疗外感风寒湿邪的九味羌活汤，治疗历节病的乌头汤，治疗狐惑病的苦参汤等创制而成。药物组成：羌活、生地黄、黄芩、苦参、金雀根、制川乌、白附子、姜黄、白芥子。方中羌活解表寒，祛风湿，利关节；生地黄滋阴补肾、清热生津；黄芩清热燥湿、解毒；苦参清热燥湿；金雀根活血止痛；制川乌祛风除湿、温经止痛；白附子燥湿化痰、祛风止痉、解毒散结止痛；姜黄破血行气，通经止痛；白芥子温肺豁痰利气、散结通络止痛。诸药合用，补虚泻实，标本兼顾，共奏养阴祛邪、化瘀解毒之效。由于生地黄滑肠易泻，部分患者需减少用量，或生地、熟地同用，或加炮姜炭、芡实、石榴皮等涩肠药物；对于膝关节滑囊积液较多的患者，加用葶苈子、桂枝、白芥子等利水化饮之品。由于该方口感较苦，长期服用易损伤脾胃，因此经常加用藿香、陈皮、佛手、白豆蔻、甘草、大枣、吴茱萸、黄连等保护脾胃，和胃降逆，以减轻胃肠道反应，也使患者能坚持长期服药。陈朝蔚医师以羌活地黄汤与甲氨蝶呤组做对照，发现羌活地黄汤治疗类风湿关节炎与甲氨蝶呤组疗效类似，不良反应较甲氨蝶呤组为轻，饶武医师以羌活地黄汤与甲氨蝶呤组做对照，发现羌活地黄汤能明显降低抗 CCP 抗体，且远期疗效优于甲氨蝶呤组。谢芳医师对羌活地黄汤的疗效机制研究认为，羌活地黄汤的疗效机制可能是通过调控软骨细胞外基质中基质金属蛋白酶-1、基质金属蛋白酶-13(MMP-1、MMP-13)及基质金属蛋白酶抑制剂-1(TIMP-1)表达变化而维持软骨的动态平衡,从而延缓了骨骼的破坏。陈朝蔚医师研究表明,羌活地黄汤能促进体外培养的软骨细胞增殖,同时能抑制软骨细胞RANKLmRNA的表达;还具有抑制滑膜血管内皮炎症的作用。

由于类风湿关节炎病程迁延,病势缠绵,临床表现复杂多变,沈师对不同类型、不同阶段的RA均有较深的临床体会,临床诊治有鲜明的特点。按病程分,早中期以关节肿胀疼痛为主,常伴发热,无关节畸形,很少累及内脏,治疗以羌活地黄汤为基础祛邪为主;晚期以关节肿胀为主,疼痛较轻,少见发热,常见关节畸形,可累及内脏,中医证候常有肾虚表现,治疗以羌活地黄汤为基础兼顾补肾壮骨。按病情属性分,急性期以四肢关节肿痛为主,少有虚损证候,临床表现与奇经八脉的关系更为密切,治疗上不需考虑内脏的虚损,将外邪祛除后,疾病自然逐渐缓解。慢性期关节肿痛反复发作,关节畸形,肌肉萎缩,久病成虚,累及阴阳气血,脏腑虚损,以肾虚骨损为重。治疗以补肾壮骨为主,同时兼顾温阳祛寒与养阴清热,常用的补肾壮骨药物有生地黄、熟地黄、川续断、杜仲、骨碎补、接骨木、淫羊藿、肉苁蓉、炙龟甲、鹿角片等。按年龄分,幼儿RA发病时间短,关节肿痛反复发作,常伴有发热,治疗上既要温阳祛寒,又要养阴清热,因常伴发热,需加用清热解毒泻火之品,如金银花、生石膏、黄芩、青蒿等。老年RA关节肿痛反复发作,关节畸形,肌肉萎缩,以肾虚骨损为主,虚瘀并重,治疗上要内外虚实同治。

类风湿关节炎经常并发多种症状,减轻或消除这些兼症,能增强患者治疗顽症的信心。沈师对兼症的治疗也有许多独到的经验,现分列如下,以飨读者。发热者,加用水牛角30 g、金银花30 g、青蒿30 g;咳嗽咯痰者,加用炙麻黄12 g、苦杏仁12 g、紫菀30 g、浙贝母12 g;胃脘疼痛者,加用黄连9 g、吴茱萸3 g、陈皮6 g、佛手6 g、白豆蔻3 g;纳差者,加用鸡内金9 g、麦芽12 g;寐不安者,加用夜交藤30 g、石菖蒲12 g、酸枣仁30 g;口腔溃疡者,加用土茯苓30 g、黄连9 g、蒲黄12 g;头晕者,加用天麻9 g、钩藤12 g、葛根30 g;头痛者,加用白蒺藜30 g、蔓荆子12 g;咽痛者,加用玄参12 g、射干

9 g；眼蒙者，加用青葙子 30 g、密蒙花 12 g、秦皮 30 g；腰痛者，加用杜仲 12 g、川续断 12 g；上肢酸痛者，加用桂枝 9 g、桑枝 30 g；下肢酸痛者，加用独活 12 g、川牛膝 30 g；胁肋疼痛者，加用郁金 12 g、柴胡 12 g；口干者，加用生地黄 30 g、乌梅 12 g、芦根 30 g；大便干者，加用生大黄 9 g、虎杖 30 g；腹泻者，加用石榴皮 12 g、芡实 12 g；胸闷心悸者，加用鬼箭羽 30 g、石菖蒲 12 g；脱发者，加用制首乌 30 g、墨旱莲 30 g；皮疹瘙痒者，加用白鲜皮 30 g、地肤子 30 g、苦参 30 g。

沈师根据多年的临床经验，结合现代实验室检查，还总结出诸多微观辨"症"的用药经验，疗效显著。如肺间质病变者，加用莪术 30 g、牡丹皮 12 g、赤芍 30 g；心包积液、胸腔积液者，加用葶苈子 30 g、白芥子 12 g、桑白皮 30 g；腹水、下肢浮肿者，加用玉米须 30 g、冬瓜皮 30 g、车前子 30 g；转氨酶升高者，加用垂盆草 30 g、鸡骨草 30 g、连翘 30 g；骨髓抑制（白细胞、血小板减少）者，加用熟地黄 15 g、鹿角片 9 g、山茱萸 30 g；尿蛋白升高者，加用山豆根 18 g、接骨木 30 g、金雀根 30 g、制南星 30 g、制半夏 12 g。

总之，类风湿关节炎作为一种慢性反复发作的疾病，中医药治疗既可控制病情，又能缓解症状，并对兼症的治疗具有显著效果。中药复方具有多靶点的作用，中医药有许多具有免疫抑制作用的药物，虽然比较弱，但不良反应较免疫抑制剂少，适合长期使用，日积月累，就能逐渐取得疗效。沈师认为，中药治疗相对是慢性的，用慢性药物治疗慢性疾病，是相适应的。中药治疗需要一个过程，1～3 个月才能开始起效，6 个月以后才能明显有效。如果同时服用西药，待中药取得明显疗效后，再将西药逐渐减量，直至停用，以后单用中药治疗。除非是必须停用的西药，决不可将西药立即减量或停用，必须在中药取得效果后，慢慢地逐渐减量。这个过程为 2～3 年，甚至更长，在漫长的治疗过程中，病情还会受到各种因素的影响，容易出现反复。一种慢性终身性疾病，要观察的是远期疗效，3 年、5 年或更长时间的疗效。

二、干燥综合征的诊治经验

干燥综合征(Sjögren syndrome，SS)是一个主要累及外分泌腺体的慢性炎症性自身免疫病。由于其免疫性炎症反应主要表现在外分泌腺体的上皮细胞，故又名自身免疫性外分泌腺体上皮细胞炎或自身免疫性外分泌病。

本病分为原发性和继发性两类，前者指不继发于另一诊断明确的结缔组织病的SS，后者是指继发于另一诊断明确的结缔组织病，如系统性红斑狼疮(SLE)、类风湿关节炎(RA)等的SS。本节主要叙述原发性干燥综合征(pSS)。

pSS属于全球性疾病，我国人群的患病率为0.29%～0.77%，老年人群中患病率为3%～4%。本病女性多见，男女比为1∶9～1∶20。发病年龄多在40～50岁，也见于儿童。

本病起病多隐匿，大多数患者很难说出明确起病时间，临床表现多样，病情轻重差异较大，可分为局部表现和系统表现。

局部表现分为口干燥症(口干、猖獗性龋齿、腮腺炎、舌部表现、口腔黏膜溃疡或继发感染)，干燥性角结膜炎，其他浅表部位如鼻、硬腭、气管及其分支、消化道黏膜、阴道黏膜等外分泌腺体均可受累。

系统表现有全身症状如乏力、发热等。约有2/3患者出现系统损害。如皮肤(过敏性紫癜样皮疹、结节红斑、雷诺现象)，骨骼肌肉(关节痛、肌炎)，肾(肾小管酸中毒、肾小球损害)，肺(间质性病变、肺动脉高压)，消化系统(萎缩性胃炎、胃酸减少、消化不良、肝脏损害、慢性胰腺炎)，神经(周围神经损害为主)，血液系统[白细胞减少和(或)血小板减少，淋巴瘤发生率约为正常人群的44倍]。

眼部滤纸试验、角膜染色、泪膜破碎时间和口腔唾液流率、腮腺造影、唾液腺核素检查、唇腺活检组织学检查等可阳性。血清免疫学检查有抗SSA抗体、抗SSB抗体、类风湿因子、高免疫球蛋白血症等。

2002年干燥综合征国际分类标准见表2：

表 2　干燥综合征分类标准的项目

Ⅰ　**口腔症状**:3 项中有 1 项或 1 项以上
1. 每日感口干持续 3 个月以上; 2. 成年后腮腺反复或持续性肿大; 3. 吞咽干性食物时需用水帮助。
Ⅱ　**眼部症状**:3 项中有 1 项或 1 项以上
1. 每日感到不能忍受的眼干持续 3 个月以上; 2. 有反复的沙子进眼或沙磨感觉; 3. 每日需用人工泪液 3 次或 3 次以上。
Ⅲ　**眼部体征**:下述检查任 1 项或 1 项以上阳性
1. Schirmer Ⅰ 试验(+)(≤5 mm/5 min); 2. 角膜染色(+)(≥4 van Bijsterveld 计分法)。
Ⅳ　**组织学检查**:下唇腺病理示淋巴细胞灶≥1(指 4 mm^2 组织内至少有 50 个淋巴细胞聚集于唇腺间质者为一灶)。
Ⅴ　**唾液腺受损**:下述检查任 1 项或 1 项以上阳性
1. 唾液流率(+)(≤1.5 mL/15 min); 2. 腮腺造影(+); 3. 唾液腺同位素检查(+)。
Ⅵ　**自身抗体**:抗 SSA 或抗 SSB(+)(双扩散法)

上述项目的具体分类

1. 原发性干燥综合征:无任何潜在疾病的情况下,有下述 2 条则可诊断: a. 符合上表中 4 条或 4 条以上,但必须含有条目Ⅳ(组织学检查)和(或)条目Ⅵ(自身抗体); b. 条目Ⅲ、Ⅳ、Ⅴ、Ⅵ 4 条中任 3 条为阳性。 2. 继发性干燥综合征:患者有潜在的疾病(如任一结缔组织病),而符合上表的Ⅰ和Ⅱ中任 1 条,同时符合条目Ⅲ、Ⅳ、Ⅴ中任 2 条。 3. 必须除外:颈头面部放疗史,丙肝病毒感染,AIDS,淋巴瘤,结节病,GVH 病,抗乙酰胆碱药的应用(如阿托品、莨菪碱、溴丙胺太林、颠茄等)。

本病预后较好,有内脏损害者经恰当治疗后大多可以控制病情达到缓

解，但停止治疗又可复发。内脏损害中出现进行性肺纤维化、中枢神经病变、肾小球受损伴肾功能不全、恶性淋巴瘤者预后较差，其余系统损害者经恰当治疗大多病情缓解，患者甚至恢复日常生活和工作。

干燥综合征属中医学“燥痹”范畴。沈师指出，中医学关于“燥”的理论论述有津液理论、杂病燥证理论、内科血燥证理论、温病秋燥证理论以及痹病理论等，并有系统的治疗方法，辨证论治已相当完善。但干燥综合征是近代才发现的免疫性疾病，传统理论只能参考，采用古方治疗本病常常不能见效，必须进一步传承创新。

沈师分析，干燥综合征有口眼干燥及关节痛的表现，没有全身性的伤津脱液表现，因而不能用伤津脱液来辨证。温病秋燥证类似感染性疾病，会出现发热、脱水表现。年轻医生经常将燥痹与秋燥证混为一谈，套用秋燥证的方法治疗干燥综合征，疗效不佳。至于秋冬季节气候干燥，使人感到皮肤、口腔、咽喉等全身性干燥，是生理反应，俗称秋燥，不是疾病。

沈师认为，口眼干燥不是外感六邪中的燥邪引起的。在《内经》病机十九条中没有诸燥之证，干燥综合征的口眼干燥是局部的内燥，不是外燥，一年四季均可发病。在秋冬季节，口干可能会加重，但整个病情并不明显加重，同样，口眼干燥也不会因为阴雨潮湿而改善。

干燥综合征同样适用沈师的“7＋1”病因病机理论，即“风、寒、湿、热、瘀、痰、毒＋肾虚”为本病的主要病因病机，根据沈师的临床体会，七邪之中，以热、瘀、毒为主。其中，肾气亏损，肾水不足，难以上润是干燥之本。而泪为肝之液，为肝血所化。《素问·宣明五气篇》曰：“肝为泪。”肝血不足，泪水减少，目涩而干。肝血不足的实质为肾水不足，肾精亏损，所谓“肝肾同源”是也。另外，肾主先天之津液，脾胃主后天之津液，肺主通调水道，为水之上源。所以，肝血不足，肺胃津液失调也是本病相关因素。

沈师进而提出上液之道堵塞理论。上液之道为上焦之津管液道，如《灵枢·口问》说：“目者宗脉之所聚也，上液之道也……液道开，故泣涕出焉。”上液之道开通才能流泪流涕，才有唾液。反之，上液之道干涸枯竭则发生目涩、无泪少唾、口眼干燥。《诸病源候论·目涩候》曰：“目……上液之道。其液竭者则目涩……泣竭者则目涩。”上液之道之所以会干涸，一方面是由于肾水不足，肝血不足，不能上润；另一方面是由于上液之道堵塞，津液难以流出。其堵塞物不是外来异物，而是津管液道内部不通，是热瘀毒堵塞。《诸病源候论·目涩候》曰："热气乘于肝，而冲发于目，则目热而涩也，甚则赤痛。"所以本病本虚标实，本虚为肾水不足；标实为热、瘀、毒三邪，三邪既损耗了泪液唾液，又堵塞了上液之道。

干燥综合征七邪损害部位，既与十二经脉分布有关，又与奇经八脉关系密切，八脉分布的部位很广。本病常见的临床表现为口眼干燥、面颊红斑、关节肿痛、腮腺肿胀等，这些病变恰好都在奇经八脉的分布部位。奇经八脉与十二经脉联络，并不归属于五脏六腑。其中任督二跷四脉与濡养眼目口鼻有关，冲任督带四脉与肝肾相关。因此，奇经阻滞，八脉空虚，能引起奇经八脉病证，而不是脏腑病证。大多数干燥综合征早期轻症患者，尚没有内脏损害或者损害很轻，没有并发症，这时采用奇经八脉辨证。晚期有明显的内脏损害和并发症，才需要将脏腑辨证、十二经脉辨证等结合起来，才能全面论治。

干燥综合征的治疗应该是综合性的。消除上液之道与奇经八脉热瘀毒的阻塞是主要的治疗方法，以清热化瘀、解毒通络为主，结合滋肾养阴，生津润燥，而不是单纯的生津润燥，更不是以养胃生津为主。关节肿痛的患者还需结合祛除风湿，化痰蠲饮。沈师在治疗本病时常用的中药有生地黄、熟地黄、麦冬、玄参、芦根、白茅根、南北沙参、生石膏、黄芩、金银花、忍冬藤、苦参、黄连、板蓝根、大青叶、密蒙花、青葙子、秦皮、决明子、广郁金、牡丹皮、赤芍、莪术、金雀根、羊蹄根、虎杖等。沈师的经验方有生芦润燥汤、秦皮密蒙花汤等，相关论文已由各弟子总结在专业杂志公开发表。

治疗本病常需用到养阴药。沈师根据常年的临床实践，结合现代药理知识，对某些养阴药的使用提出了自己的见解。他认为，石斛有养阴生津、明目功效，许多患者在服用初期是有效的，改善了口干和目糊，但一段时间之后口干和目糊又出现了。沈师认为石斛是养胃生津药，治疗胃肠津液不足，和热病伤津脱液效果是好的，但对于干燥综合征治标不治本，因而只有短期疗效。现代药理报道，石斛或枫斗一方面具有促进腺体分泌唾液、胃液、肠液的作用；另一方面具有增强免疫作用，适宜使用于肿瘤放疗后内热口干，临床还发现其有激活抗体的情况，因而不适宜长期使用于干燥综合征。还有一类中药养阴而不生津，如天花粉、鳖甲等。鳖甲养阴软坚，用于肿瘤和热病后阴虚，天花粉清热养阴，用于疔疮和热病。两者均为扶正托毒之良药。现代药理研究报道，两药所含的蛋白质，有增强免疫、激活抗体，以及致敏的作用。因而不适宜用于干燥综合征及各种自身免疫病和过敏性疾病。龟甲则不同，有滋补肾阴功效，虽然不生津，但没有抗原性，对于改善干燥综合征之肾虚是一味好药。

三、系统性红斑狼疮的诊治经验

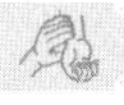

系统性红斑狼疮（systemic lupus erythematosus, SLE）是由自身免疫介导的、以免疫性炎症为突出表现的弥漫性结缔组织病。本病好发于生育年龄女性，多见于15～45岁年龄段，女性与男性患病之比为7∶1～9∶1。我国患病率为70/10万人。

本病多数隐匿起病，开始仅累及1～2个系统，表现为轻度的关节炎、皮疹、隐匿性肾炎、血小板减少性紫癜等，部分患者长期稳定在亚临床状态或轻型狼疮，部分患者可由轻型突然变为重症狼疮，更多的则由轻型逐渐出现多系统损害；也有一些患者一起病就累及多个系统，甚至表现为狼疮危象。SLE的自然病程多表现为病情的加重与缓解交替。鼻梁和双颧颊部呈蝶形分布的红斑是SLE特征性的改变。SLE的皮肤损害包括光敏感、脱发、手足掌面和甲周红斑、盘状红斑、结节性红斑、脂膜炎、网状青斑、雷诺现象等，常见口/鼻黏膜溃疡，有对称性多关节疼痛、肿胀，发热、疲劳是本病常见全身症状。本病可累及多系统，如狼疮性肾炎、神经精神狼疮、贫血和（或）白细胞减少和（或）血小板减少、心包炎、胸膜炎、狼疮性肺炎、肺间质病变、肠系膜血管炎、急性胰腺炎等。

免疫学异常主要表现在抗核抗体谱方面，免疫荧光抗核抗体（IFANA）是SLE的筛选检查，对SLE诊断敏感性为95%，特异性为65%。抗双链DNA（ds-DNA）抗体的特异性为95%，敏感性为70%，与疾病活动性有关；抗Sm抗体特异性高达99%，但敏感性仅有25%，与疾病活动性无明显关系。

目前普遍采用美国风湿病学会1997年推荐的SLE分类标准(见表3)。该分类标准的11项中,符合4项或4项以上者,在除外感染、肿瘤和其他结缔组织病后,可诊断为SLE。其敏感性和特异性分别为95%和85%。需要强调的是,患者病情的初期或许不具备分类标准中的4条,但随着病情的进展可出现其他项目的表现。11条分类标准中,免疫学异常和高滴度抗核抗体更具有诊断意义。一旦患者免疫学异常,即使临床诊断不够条件,也应密切随访,以便尽早作出诊断和及时治疗。

表3　美国风湿病学会1997年推荐的SLE分类标准

序号	症状	表　现
1	颊部红斑	固定红斑,扁平或高起,在两颧突出部位
2	盘状红斑	片状高起于皮肤的红斑,黏附有角质脱屑和毛囊栓;陈旧性病变可发生萎缩性瘢痕
3	光过敏	对日光有明显的反应,引起皮疹,从病史中得知或医生观察到
4	口腔溃疡	经医生观察到的口腔或鼻咽部溃疡,一般为无痛性
5	关节炎	非侵蚀性关节炎,累及2个或更多的外周关节,有压痛,肿胀或积液
6	浆膜炎	胸膜炎或心包炎
7	肾脏病变	尿蛋白>0.5g/24h或+++,或管型(红细胞、血红蛋白、颗粒或混合管型)
8	神经病变	癫痫发作或精神病,除外药物或已知的代谢紊乱
9	血液学疾病	溶血性贫血,或白细胞减少,或淋巴细胞减少,或血小板减少
10	免疫学异常	抗ds-DNA抗体阳性,或抗Sm抗体阳性,或抗磷脂抗体阳性(包括抗心磷脂抗体、狼疮抗凝物,或至少持续6个月的梅毒血清试验假阳性三者中具备一项阳性)
11	抗核抗体	在任何时候和未用药物诱发"药物性狼疮"的情况下,抗核抗体滴度异常

SLE的预后与过去相比已有显著提高,1年生存率为96%,5年生存率为90%,10年生存率已超过80%。急性期患者的死亡原因主要是SLE的多脏器严重损害和感染,尤其是伴有严重神经精神性狼疮和急进性狼疮性肾炎者;慢性肾功能不全和药物(尤其是长期使用大剂量激素)的不良反

应,包括冠状动脉粥样硬化性心脏病等,这些是 SLE 远期死亡的主要原因。

中医古代并没有红斑狼疮这个病名。沈师认为本病与《金匮要略》中记载的阴阳毒病,《诸病源候论》中记载的赤丹、丹疹、瘟病发斑相类似。当代医家大多称之为红蝴蝶疮或红斑痹。

根据沈师提出的风湿免疫病“7+1”发病机制,本病病因病机以热、瘀、毒加肾阴虚为主。患者往往素体虚弱,真阴不足,阴虚火旺,热伤阴津,津液不足。瘀热内盛,痹阻脉络,外侵肌肤,久而化毒,内犯肺、肾、心、脾等内脏。

狼疮性肾炎相当于中医的肾损证、肾着证,是系统性红斑狼疮中最为常见的迁延难治的并发症,据统计,有 50%~70%的 SLE 患者病程中会出现肾脏受累,肾穿刺活检发现率在 90%左右,而尸检的发现率竟高达 100%。其病理变化较为复杂,简单来说就是弥漫性血管炎、大量免疫复合物沉积和小的血栓形成,随着病情的发展,肾小球系膜和基质逐渐纤维化、硬化,周围组织坏死,最终肾脏逐渐失去代偿能力。

由于狼疮性肾炎在红斑狼疮中的普遍性、代表性,沈师治疗红斑狼疮与狼疮性肾炎法出同源,区别仅在病邪侧重不同而用药有所偏重。

沈师认为,狼疮性肾炎以阴虚内热最为多见。中药治疗以养阴清热、活血化瘀为主,沈师治疗狼疮性肾炎以“辨病为主,辨证为辅”,注重中药的现代药理研究和疾病的病理变化,所选中药,首先要以抑制免疫为主,而不是提高免疫,否则与狼疮性肾炎的基本病理不符;其次是没有明显的不良反应。其著名验方有红斑汤、清肾汤和紫斑汤等。

1. 红斑汤

红斑汤功效养阴清热、凉血通络,是治疗系统性红斑狼疮的基本方,主要由生地、玄参、知母、生石膏、黄芩、忍冬藤等组成。生地是君药,其味甘、苦,性寒,归心、肝、肾经,所以剂量要大,一般每剂 30 g。现代药理研究发现,生地所含多糖和糖苷能调节人体的免疫功能,抑制亢进的体液免疫,提高低下的细胞免疫;能对抗地塞米松对垂体-肾上腺皮质系统的抑制作用；并有抗血管炎、抗变态反应的作用。重用生地，能有效控制狼疮性肾炎的病理破坏，减少患者对糖皮质激素的依赖，其作用非常类似于西药的免疫抑制剂。本品性寒而滞，脾虚湿滞者需慎用，据沈师经验，临床上少见因长期大剂量服用生地而纳呆痰多者，可见便溏，轻者数日后自行缓解，重者可呈水样便，可酌加炮姜炭、石榴皮等。

生石膏是臣药，该药始载于《神农本草经》，为硫酸盐类矿物硬石膏族石膏，主要成分为含水硫酸钙。味辛、甘，性大寒，归肺、胃经。生石膏所用剂量在 15～60 g，需先煎，在煎煮过程中硫酸根离子与生地所含的多糖结合，使多糖硫酸化，从而大大增强了生地的作用。

玄参、知母作为佐药，其作用与生地相似，联合应用能加强生地的作用。其中玄参既能养阴又能清热，《本草纲目》认为“玄参与生地同功”，所以方中用来加强生地滋阴清热之功；知母既有滋阴清热之功，又有清热解毒之效，方中用来弥补生地滋阴而不解毒的不足。黄柏虽解毒之效佳，但有一定肾毒性，不宜长期服用，故沈师未在方中采用。

方中黄芩味苦，性寒，归肺、胃、胆、大肠经。现代药理研究发现其所含主要成分为黄芩苷和黄芩苷元，均有抑制全身变态反应的作用，所含木蝴蝶素 A 有抗凝、抗血栓形成的作用；忍冬藤味甘，性寒，归肺、心、胃经，作用与金银花相似，解毒作用不及金银花，但有通络的功效，体外实验表明其具有细胞毒的作用。二药直接作用在病灶部位，主要起到缓解临床症状的作用，故为使药，在红斑汤中均用到 30 g，长期服用未见明显的毒副反应。

2. 清肾汤

清肾汤功效清肾活血、利水消肿。主要由落得打、接骨木、金雀根、六月雪、苦参、赤小豆等组成。本方中落得打是君药，又名积雪草，其所含积雪草苷有抑制成纤维细胞的胶原合成、抑制纤维增生的作用，由于狼疮性肾炎病程越长，肾脏纤维化就越严重，疾病也变得越发地难治，所以早期抗纤维化治疗显得尤为重要，故以落得打为君药；六月雪性凉，民间单方用以治疗肾炎、肝炎，有清热活血的功效；接骨木为活血药，有扩张肾血管、改善肾血流的作用;苦参所含的苦参碱和氧化苦参碱对免疫功能有明显的抑制作用,还有排钠利尿作用;赤小豆是传统的清热利尿药。

3. 紫斑汤

紫斑汤功效凉血活血、散瘀止血,主要由鬼箭羽、槐花、藕节、水牛角组成。本方中鬼箭羽是君药,该药是卫矛树的枝条,味苦性寒,归肝经,具有破血通经、解毒消肿、杀虫之功效。现代药理研究发现其有三大功效,即强心、扩张血管和降血糖,在本方中取其扩张血管的功效。槐花中的芸香苷及其苷元槲皮素能保持毛细血管正常的抵抗力,减少血管通透性,使损伤的毛细血管恢复弹性,并能阻止炎性水肿的发展。藕节在《本草纲目》中有"能止咳血,唾血,血淋,溺血,下血,血痢,血崩"的记载,是比较常用的收敛止血药,但在使用该类药时,应谨慎使用,除非临床有比较明显的出血倾向,一般不主张使用,因为收敛止血药可能使得狼疮性肾炎的病理变化之一——弥漫性血管炎、血管血栓形成加剧,使疾病加重或变得更为难治。水牛角可显著降低毛细血管通透性,对垂体-肾上腺皮质系统有兴奋作用。

4. 随症加减

(1) 水肿:是狼疮性肾炎最为常见的并发症,患者全身高度浮肿,有大量腹水、胸腔积液和心包积液,大多为低蛋白血症的漏出液,在中医属于饮证、水肿范畴,早在《金匮要略》中张仲景就首先提出了积饮的辨证论治,并提出"温药和之"是其总的治疗原则。清代喻嘉言在《医门法律》中,提出了水饮有寒有热,治疗也应有温凉之分。沈师根据多年临床实践经验,认为狼疮性肾炎单用温药有害无益,当温凉并用,且以凉药为主。治疗时在基本方基础上可加用龟甲、葶苈子、猪苓、泽泻等。

(2) 慢性肾衰竭氮质血症:是狼疮性肾炎患者的晚期表现之一,是影响预后、危及患者生命的重要因素。这一时期,患者血清肌酐、尿素氮明显升高,常伴有贫血和高血压,这是由于肾功能不全不能将体内毒素及时有效排出体外所致,所以在治疗中要重视祛邪排毒,采用中药内服和灌肠同时并用的方法，口服中药中增加通下药如生首乌和桃仁，至于大黄、玄明粉和番泻叶等可根据患者解便情况酌情增减。另外，中药秦皮经长期使用发现有降尿素氮作用，其机制有待进一步的药理实验来证实；但已有实验证实，秦皮所含秦皮苷有利尿作用，能促进尿酸排泄，其所含的七叶树苷和七叶素均有促进尿素排泄的作用。

（3）蛋白尿：是狼疮性肾炎患者常见的临床表现，邪毒日久不去，损伤脾肾，清气下陷，封藏失司，精微下注，形成蛋白尿。目前临床上除了使用大剂量糖皮质激素外，鲜有安全有效的治疗方法。沈师通过长期临床实践，发现山豆根在治疗蛋白尿中的作用显著。山豆根始载于《开宝本草》，其味苦，性寒，归肺、胃经，主要含有苦参碱、氧化苦参碱等生物碱和黄酮类成分，对小鼠均有免疫抑制作用，苦参碱有明显的细胞毒作用，能明显抑制小鼠脾 T 细胞的增殖和 IL－2 的生成。20 世纪 70 年代，对山豆根所含氧化苦参碱的研究中发现，其对大鼠主动和被动皮肤过敏反应均有明显的抑制作用，实验证实这一作用主要是由于抑制了血清抗体的效价升高所致。处方中山豆根的剂量较大，一般在 15～30 g，患者容易出现呕吐等不适，轻微者可不予处理或多饮水以自行缓解，也可于方中加入旋覆花以缓解症状；罕见剧烈呕吐者，必先停药，再作积极对症处理。需长期服用者，要注意该药安全性。有研究表明，大剂量山豆根煎液灌胃，可使小鼠发生呼吸抑制，对小鼠心脏呈负性频率、负性传导作用以及导致心肌复极化障碍等。临床使用一般不要超过 3 个月，并告知患者注意不良反应，如发生须及时就诊。山豆根用于阴虚日久，痰瘀交阻，稽留不去，化为毒邪的情况。治疗以养阴活血、涤痰解毒为主。代表方为复方山豆根汤，是在复方南星汤（制南星 15 g，制半夏 15 g，莪术 15 g，生地 30 g，金雀根 30 g）基础上加龟甲、续断、杜仲、山豆根等组成。对于红斑狼疮日久，痰瘀交阻，病势缠绵，蛋白尿顽固的患者，代表方为复方莪术汤。该方由生地、制南星、制半夏、莪术组成。以莪术化瘀，天南星、半夏化痰为主。莪术有免疫抑制作用，现用于肿瘤和有瘀血的自身免疫性疾病，且发现对狼疮性肾炎顽固性蛋白尿有效。现代药理研究证实，天南星、半夏、莪术三药均有类细胞毒样作用，对抑制狼疮性免疫复合物的产生有较好的疗效。该方对各种较顽固的蛋白尿具有较好的疗效。

沈师根据《内经》“邪入于阴则痹”的理论，认为红斑狼疮痹阻先在阴分，病发而伤阴，阴虚火旺，灼伤津液，血失濡养，血行不畅，留滞为瘀。日久痰瘀交阻，病势缠绵顽固，诸邪合奏而化毒。在治疗红斑狼疮的过程中，沈师强调要一手治疗狼疮，一手治疗蛋白尿，两手都要硬。这和西医以激素治疗狼疮活动，同时加用吗替麦考酚酯（骁悉）等治疗蛋白尿有异曲同工之妙。

为此沈师提出了治疗狼疮性肾炎蛋白尿的三部曲。

第 1 步，养阴活血，祛风利水。代表方为清肾汤。本病初起，阴虚火旺，血行瘀滞，蛋白尿较轻，常有关节痛，具有风的特性。清肾汤对各种一般程度的蛋白尿具有较明显的疗效。

第 2 步，养阴活血，涤痰祛瘀。代表方为复方莪术汤。狼疮日久，痰瘀交阻，病势缠绵顽固。沈师早在 2005 年就指出：“莪术有免疫抑制作用，现用于肿瘤或有瘀血的免疫病，临床发现对狼疮性肾炎顽固蛋白尿有效”。复方莪术汤对各种较顽固的蛋白尿具有较好的疗效。

第 3 步，养阴活血，涤痰解毒。阴虚日久，痰瘀交阻，稽留不去，化为毒邪。代表方为复方山豆根汤。本方对各种免疫抑制剂联合治疗无效，或者肾穿刺证实属于红斑狼疮肾炎Ⅳ、Ⅴ型的顽固蛋白尿具有较明显的疗效。尿蛋白的大量流失，患者感到疲乏、腰酸、腿软、肿胀等肾虚的症状，这时必须攻补兼施，以炙龟甲、杜仲、川续断补肾，以改善症状，增强体质。

附：狼疮性皮肤红斑食疗药膳经验

沈师认为，治疗红斑狼疮性皮肤红斑时需注意饮食宜忌。不宜食用羊肉、狗肉、马肉、牛肉、驴肉、辣椒、大蒜、大葱、韭菜、桂圆等过于性热的食物，以免加重内热症状，影响疾病的治疗。香菇、芹菜、草豆能引起光敏反应，加重面部红斑、皮疹；菠菜传统认为可以发疮，经现代研究证明能增加狼疮性肾炎尿蛋白和管型，且临床发现个别患者食用了以上食物诱发并加重了狼疮病情，故不宜食用。西洋参虽然属于养阴生津药，但能提高体液免疫而不宜使用。人参、黄芪更不宜使用。

狼疮性皮肤红斑患者可以佐以具有清热、养阴、生津、润燥作用的药食，如生地、麦冬、玄参、南北沙参、龟板、芦根、羚羊角、金银花、菊花、绿豆、莲心、百合、白萝卜、银耳、荸荠、茭白等。

食疗应用举例：

(1) 双花蛇羹：金银花、菊花各 10 g，生山楂、绿茶各 6 g，水蛇 1 条。

(2) 苡仁绿豆枸杞汤：薏苡仁、绿豆各 30 g，枸杞 10 g，共煮，代下午点心服用。

(3) 麦冬拌黄瓜：黄瓜 200 g，洗净，去蒂，切 2 寸长、1 寸宽的条。玉竹、麦冬各 9 g，洗净，加适量清水蒸 15 min，凉后备用。加盐、麻油、蒸熟的玉竹、麦冬拌黄瓜食用。

(4) 生地、芦根瘦肉汤：生地、芡实各 30 g，鲜芦根 15 g，瘦猪肉 75 g，胡萝卜 50 g，水发黑木耳 25 g，同煮汤，加盐调味后食用。具有养阴生津、凉血养血、泽肤美容的作用。其中芡实健脾化湿，可减少生地滑肠的作用。

(5) 祛斑三豆饮：绿豆、黑大豆、赤豆各 30 g。共煎汤，以喝汤为主。具有健脾利水、解毒消肿、消斑美容等功效。

四、贝赫切特综合征的诊治经验

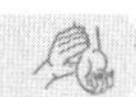

贝赫切特综合征(Behcet disease，BD)又称白塞病、口-眼-生殖器三联征等。本病是一种慢性全身性血管炎症性疾病，大部分患者预后良好，眼、中枢神经系统及大血管受累者预后不佳。本病在东亚、中东和地中海地区发病率较高，又被称为丝绸之路病。好发年龄为 16～40 岁，男性患者血管、神经系统及眼受累较女性多且病情重。

本病全身各系统均可受累，有时患者需经历数年甚至更长时间才相继出现多种临床症状和体征。几乎 100%患者均有复发性、痛性口腔溃疡(阿弗他溃疡，aphthous ulceration)，多数患者为首发症状。复发性口腔溃疡是诊断本病的最基本必备症状。约 75%患者出现生殖器溃疡，溃疡深大、疼痛剧、愈合慢。受累部位为外阴、阴道、肛周、宫颈、阴囊和阴茎等处，有患者可因溃疡深而致大出血。约 50%患者出现眼炎，致盲率可达

25%，是本病致残的主要原因。常见的眼部病变有色素膜炎、后葡萄膜炎和视网膜炎。皮肤损害发生率高，可达80%～98%，表现多种多样，有结节性红斑、脓疱疹、丘疹、痤疮样皮疹等。特别有诊断价值的皮肤体征是结节红斑样皮损和对微小创伤（针刺）后的炎症反应。神经系统损害又称神经白塞病，可有多部位受累，发病率为5%～50%，少数可为首发症状。中枢神经系统受累较多见，可有头痛、霍纳综合征（Horner syndrome）、假性延髓麻痹、癫痫、无菌性脑膜炎、偏瘫、截瘫、失语、感觉障碍、精神异常等；周围神经受累少见，表现为四肢麻木无力、周围型感觉障碍等。神经系统损害多数患者预后不佳，脑干和脊髓病损是本病致残及致死的主要原因之一。消化道损害又称肠型贝赫切特综合征，发病率为10%～50%，从口腔到肛门的全消化道均可受累，溃疡可为单发或多发。严重者可有溃疡穿孔，甚至因大出血等并发症死亡。血管损害为血管炎，是本病基本病变，全身大小血管均可累及，10%～20%患者合并大中血管炎，是致死、致残的主要原因。肺部损害发生率较低，但大多病情严重。肺动脉瘤体破裂时可引起肺血管-支气管瘘；肺静脉血栓形成可致肺梗死。大量咯血可致死亡。半数患者有关节症状，表现为局限性、非对称性关节炎，HLA-B27阳性患者可有骶髂关节受累，出现与强直性脊柱炎相似表现。肾脏、心脏损害较少见。附睾炎发生率不高但较具特异性。妊娠期可使多数患者病情加重，可有胎儿宫内发育迟缓，产后病情大多加重。

本病无特异性实验室指标检测异常。活动期可有红细胞沉降率增快、C反应蛋白升高；部分患者冷球蛋白阳性。HLA-B5阳性率较高，与眼、消化道病变相关。针刺反应试验特异性较高且与疾病活动性相关，阳性率为60%～78%。静脉穿刺或皮肤创伤后出现的类似皮损具有同等价值。神经贝赫切特综合征脑脊液压力增高，白细胞数轻度升高，急性期磁共振检查敏感性高达96.5%。

本病诊断主要根据临床症状，应注意详尽的病史采集及典型的临床表现。目前较多采用国际贝赫切特综合征研究组于1989年制订的诊断标准（见表4）。

表4　贝赫切特综合征国际诊断(分类)标准

临床表现	定　义
反复口腔溃疡	由医生观察到或患者诉说有阿弗他溃疡。1年内反复发作至少3次。
加以下任何2项	
反复外阴溃疡	由医生观察到或患者诉说外阴部有阿弗他溃疡或瘢痕。
眼病变	前和(或)后葡萄膜炎、裂隙灯检查时玻璃体内有细胞出现或由眼科医生观察到视网膜血管炎。
皮肤病变	由医生观察到或患者诉说的结节性红斑、假性毛囊炎或丘疹性脓疱;或未服用糖皮质激素的非青春期患者出现痤疮样结节。
针刺试验阳性	试验后24～48h由医生看结果。

有反复口腔溃疡并有其他4项中2项以上者,可诊断为本病。上述表现须除外其他疾病。

其他与本病密切相关并有利于诊断的症状有:关节痛或关节炎、皮下栓塞性静脉炎、深部静脉栓塞、动脉栓塞和(或)动脉瘤、中枢神经病变、消化道溃疡、附睾炎和家族史。

应用标准时应注意:并非所有白塞病患者均能满足上述标准,国际白塞病研究组的标准不能替代具体患者的临床诊断。

本病一般呈慢性,缓解与复发可持续数周或数年,甚至长达数十年。在病程中可发生失明,腔静脉阻塞及瘫痪等。本病由于中枢神经系统、心血管系统、胃肠道受累偶有致死者。

本病属中医学狐惑病范畴。始载于汉代张仲景所著《金匮要略·百合狐惑阴阳毒病脉证并治第三》中,"狐惑之为病,状如伤寒,默默欲眠,目不得闭,卧起不安。蚀于喉为惑,蚀于阴为狐。不欲饮食,恶闻食臭,其面目乍赤、乍黑、乍白",对狐惑病的主证做了具体描述,并提出治法"蚀于上部则声嗄,甘草泻心汤主之;蚀于下部则咽干,苦参汤洗之;蚀于肛者,雄黄熏之"。至隋代,《诸病源候论》中指出"此皆由湿毒气所为也",认为湿热邪毒内蕴,上蒸下注于诸窍而发病。

沈师认为,贝赫切特综合征首先是一个免疫性的疾病,因而也符合风湿免疫病的"7＋1"发病机制。湿、热是病因,痰、瘀是免疫异常的病理产物，日久俱可化毒，故治疗上从“调节免疫”的角度入手，予以清热解毒、活血通络及补肾，从而调节紊乱的免疫功能。

沈师指出湿有外感和内生两种，湿邪内停，湿聚成痰，痰湿相合，流注经脉筋骨，经络痹阻；湿热交结，阻滞经脉，与气血相搏，化生瘀毒，湿热瘀毒相互蕴结，相互影响，深入经络，攻于脏腑，循经脉流注，而见上下腐蚀溃烂。正如明代医家赵献可所言：“湿热久停，蒸腐气血而成瘀浊。”

贝赫切特综合征的基本病理改变是血管炎。现代病理研究表明，病变局部血管的通透性增加，血管内皮细胞损害，炎性细胞大量聚集，释放出收缩血管物质和炎症介质，导致血液循环瘀滞。可见，血管微循环的变化是白塞病的基本病理因素，这类变化与中医“瘀证”一致。临床上白塞病患者经常表现皮肤红斑色黯、舌质黯或有瘀斑、脉涩等瘀血征象。因此，瘀证在白塞病的发病和转归中起到了相当重要的作用。

沈师治疗贝赫切特综合征，在辨病的基础上注重辨证论治。从白塞病口腔溃疡、眼部病变等分析，指出口为脾之窍，舌为心苗，为脾之外候，舌与咽喉相连。脾失健运，湿浊内停，郁而化热，内外相引而致病。目为肝之窍，肝阴不足则眼失濡养。脾经连舌本，散舌下，肝经绕阴器，上行连目系，其分支行于颊部，环绕口唇。湿热之邪沿肝经上行则目赤，下注于阴则阴部溃疡。内传于脾则口舌糜烂，日久失治累及肾脏。正如叶天士所言“初病湿热在经，久则瘀热入络”“热病之瘀热，留络而为遗毒”。所以，湿热瘀毒阻滞经络，气血痹阻不畅是本病根本，受损脏腑以肝、脾、肾为主。

在贝赫切特综合征的诊治中，沈师还十分注重奇经八脉的作用。沈师认为本病湿热瘀毒弥漫充斥上下，肝肾受损，必累及奇经八脉。如《临证指南医案》所言：“肝肾内损，渐及奇经诸脉”。沈师认为，贝赫切特综合征的临床表现不仅累及口、眼、生殖器，还累及皮肤、黏膜、关节、心血管、消化道、神经系统等，这一临床分布特点与奇经八脉相似。在奇经中，沈师强调任、冲二脉。沈师分析，本病临床表现可分为三组。第一组为口咽部症状。任脉、冲脉皆起于小腹，出会阴，任脉沿腹内上行达咽喉，环绕口唇，经面部入目眶下；冲脉沿腹两侧上达咽喉，环绕口唇。第二组为眼部症状。两跷之脉交汇于目内眦而通于脑，跷脉另有濡养双目而司开阖的作用。第三组为外生殖器症状。阳维脉起于下焦，沿下肢外侧上行，阴维脉沿下肢内侧上行，连各阴经汇于任脉。因此，沈师处方用药除了注重肝肾外，还要补任调冲。常用可入任、冲二脉的生地黄、黄芩养阴清热；热甚加生石膏；湿甚加土茯苓；血瘀明显加牡丹皮、郁金、莪术；皮肤瘙痒加白鲜皮、地肤子等。

沈师对中药的现代药理研究造诣颇深，并在长期的临床实践中反复总结和摸索，积累了丰富的经验，使用药有很强的针对性，既提高了疗效，又减轻了毒副反应。上述药物中，黄芩所含类黄酮显著抑制植物血凝素(PHA)诱导的淋巴细胞增殖；生地黄中的地黄多糖能抑制小鼠的淋巴细胞增殖；郁金含有的姜黄素具有抑制多种炎症因子的作用；牡丹皮中的丹皮酚具有抗血管炎作用。

奇经隶属肝肾，但又赖脾胃水谷精气以涵养。《临证指南医案》云："冲脉隶于阳明，阳明久虚，脉不固摄，有开无阖也。"所以处方用药时顾护脾胃是沈师用药的又一特点，这一特点不仅体现在对贝赫切特综合征的治疗上，而且体现在对所有风湿免疫病的治疗上。沈师认为脾主运化，胃主纳食，脾以升为健，胃以降为和。故常用黄连、吴茱萸辛开苦降、和胃降逆；陈皮、佛手、枳壳疏肝理气和胃；若遇带脉不摄，平素易泻者，酌加芡实、高良姜、炮姜等固摄之品，佐以健脾化湿之藿香、白豆蔻等。另外，沈师担心出现机体变态反应，故处方几乎不用虫类药物。

所以沈师治疗本病原则为补益肝肾、清热利湿、化瘀通络。急性期以治标为主，以清热利湿、化瘀解毒为要，自拟土茯苓汤为基本方。全方由土茯苓、生地、黄芩、黄连、水牛角、牡丹皮、金雀根组成。方中土茯苓为君，《本草正义》谓其利湿去热，可入络，搜剔湿热之蕴毒。沈师认为土茯苓可入奇经，因其味甘、淡，极少发生拒药现象，故沈师常用至30～60 g。生地、黄芩共为臣药，养阴清热，化湿解毒，补虚而不滋腻，化湿而不伤阴，沈师均重用至30 g。黄连一般用9 g，防其苦寒败胃。取犀角地黄汤之意，选用水牛角、牡丹皮清热化瘀，常用水牛角30 g(需先煎)，牡丹皮12 g，并入金雀根共为佐使，可用至30 g。

根据临床具体情况，本方还可以适当加减。如有葡萄膜炎，见目红目痛，可加青葙子30 g、密蒙花30 g以清肝明目；如有下肢结节红斑，加用莪术 30 g、忍冬藤 30 g 清热化瘀，兼用白芥子 12 g 以通络散结；如有腹痛、腹泻，可加用秦皮 30 g、红藤 30 g 等。

本病缓解期治疗当以毓阴填本为要，处方以地黄为君药，重用生地、熟地各 30 g 补益肝肾、充养奇脉，并入金雀根 30 g 活血通络，配黄芩 15～30 g、土茯苓 15～30 g 清热化湿，使余邪得清。佐以陈皮、佛手、豆蔻等顾护脾胃之品，以使患者可长期服用。全方攻补兼施，补不足而损有余，避免病情反复。

五、痛风的诊治经验

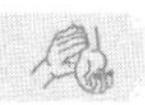

痛风(gout)是一种由单钠尿酸盐沉积所致的晶体相关性关节病，与嘌呤代谢紊乱和(或)尿酸排泄减少所致的高尿酸血症直接相关，属于代谢性风湿病范畴。原发性痛风由遗传因素和环境因素共同致病，具有一定的家族易感性，但除 1%左右由先天性嘌呤代谢酶缺陷引起外，绝大多数病因未明。继发性痛风发生在其他疾病(如肾脏病、血液病等)过程中，或由服用某些药物、肿瘤放化疗等多种原因引起。痛风见于世界各地区、各民族，患病率有所差异，在我国的患病率为 0.15%～0.67%，较以前有明显升高。

95%的痛风发生于男性，起病一般在 40 岁以后，且患病率随年龄而增加，但近年来有年轻化趋势；女性患者大多出现在绝经期以后。痛风的自然病程可分为急性发作期、间歇发作期、慢性痛风石病变期和肾脏病变。

(1) 急性发作期：发作前可无先兆，典型发作者常于深夜被关节痛惊醒，疼痛进行性加剧，在 12 h 左右达到高峰，呈撕裂样、刀割样或咬噬样，难以忍受。受累关节红肿灼热、皮肤紧绷、触痛明显、功能受限。多于数天或 2 周内自行缓解，恢复正常。首次发作多侵犯单关节，50%以上发生在第一跖趾关节，在以后的病程中，90%患者累及该部。足背、足跟、踝、膝等关节也可受累。部分患者可有发热、寒战、头痛、心悸、恶心等全身症状，可伴有白细胞升高、红细胞沉降率增快。

(2) 间歇发作期：急性关节炎缓解后一般无明显后遗症状，有时仅有患部皮肤色素沉着、脱屑、刺痒等。多数患者在初次发作后1～2年内复发，随着病情的进展，发作次数逐渐增多，症状持续时间延长，无症状间歇期缩短，甚至症状不能完全缓解，受累关节逐渐增多，从下肢向上肢、从远端小关节向大关节发展，出现指、腕、肘等关节受累，少数患者可影响到肩、髋、骶髂、胸锁或脊柱关节，可累及关节周围滑囊、肌腱、腱鞘等部位，症状和体征渐趋不典型。

（3）慢性痛风石病变期：皮下痛风石和慢性痛风石性关节炎是长期显著的高尿酸血症未获满意控制，体内尿酸池明显扩大，大量尿酸盐晶体沉积于皮下、关节滑膜、软骨、骨质及关节周围软组织的结果。皮下痛风石发生的典型部位是耳郭，也常见于反复发作的关节周围，以及鹰嘴、跟腱、髌骨滑囊等处。外观为皮下隆起的大小不一的黄白色赘生物，皮肤表面菲薄，破溃后排出白色粉状或糊状物，经久不愈。皮下痛风石常与慢性痛风性关节炎并存。关节内大量沉积的痛风石可造成关节骨质破坏、关节周围组织纤维化、继发退行性改变等。临床表现为持续关节肿痛、压痛、畸形、功能障碍。慢性期症状相对缓和，但也可有急性发作。

（4）肾脏病变：分为慢性尿酸盐肾病，尿酸性尿路结石和急性尿酸性肾病。最后一种情况在原发性痛风中少见，多由恶性肿瘤及其放化疗（即肿瘤溶解综合征）等继发原因引起。

本病的实验室检查有血尿酸测定（尿酸氧化酶法应用最广）；尿尿酸测定；尿酸盐检查（偏振光显微镜下）；影像学检查（慢性痛风石病变期可见尿酸盐晶体沉积造成的关节软骨下骨质破坏或关节面破坏，甚至病理性骨折）；超声波检查（发现关节积液、滑膜增生、关节软骨及骨质破坏、关节内或周围软组织的痛风石、钙质沉积；提示尿酸性肾病；发现X线下不显影的尿酸性尿路结石等）。

急性痛风性关节炎目前多采用1977年美国风湿病学会（ACR）的分类标准（见表5），同时应与蜂窝织炎、丹毒、感染化脓性关节炎、创伤性关节炎、反应性关节炎、假性痛风等相鉴别。

表5　1977年ACR急性痛风关节炎分类标准

1. 关节液中有特异性尿酸盐结晶，或
2. 用化学方法或偏振光显微镜证实痛风石中含尿酸盐结晶，或
3. 具备以下12项（临床、实验室、X线表现）中6项

（1）急性关节炎发作＞1次
（2）炎症反应在1天内达高峰
（3）单关节炎发作
（4）可见关节发红
（5）第一跖趾关节疼痛或肿胀
（6）单侧第一跖趾关节受累
（7）单侧跗骨关节受累
（8）可疑痛风石
（9）高尿酸血症
（10）不对称关节内肿胀（X线证实）
（11）无骨侵蚀的骨皮质下囊肿（X线证实）
（12）关节炎发作时关节液微生物培养阴性

痛风的病因和发病机制较为清楚，诊断并不困难，预防和治疗有效，因此预后相对良好。如果能够及早诊断并进行规范治疗，大多数痛风患者可正常工作生活。慢性期病变经过治疗有一定的可逆性，皮下痛风石可缩小或消失，关节症状和功能可获改善，相关的肾脏病变也可减轻、好转。患者起病年龄小、有阳性家族史、血尿酸显著升高、痛风频发，提示预后较差。伴发高血压、糖尿病或其他肾病者，肾功能不全的风险增加，甚至可危及生命。

痛风中医称为“历节风”“白虎风”“白虎历节”等，属于中医学“痹证”范畴。历代文献对本病多有记载，如《类证治裁·痛风》云：“寒湿郁痹阴分，久则化热痛”“痛风，痛痹之一症也，其痛有常处”“至夜更剧”；《张氏医通·痛风》曰：“肥人肢节痛，多是风湿痰饮流注”；《医学入门·痛风》又指出痛风多因“血气虚劳不营养关节腠理造成”；《丹溪心法·痛风》中描述痛风症状“四肢百节走痛是也”，还指出“他方谓之白虎历节风证”。

沈师认为，本病多由于长期过量饮酒，过食肥甘厚味，脾失健运，痰湿内生，复感风寒，郁久化热，湿热内蕴，流注肢节，经络痹阻，不通则痛。在

治疗上，沈师抓住湿热阻滞、经络痹阻这个病机，以清热利湿、通痹止痛为治疗大法，自拟复方马齿苋汤为治疗痛风的基本方。基本药物有：马齿苋、秦皮、生地、桑白皮、车前子、羌活、忍冬藤、络石藤、陈皮、佛手、甘草。湿甚者加川牛膝、泽泻；兼瘀者加牡丹皮、川芎；兼肝肾亏虚者加杜仲、川续断、骨碎补；兼有胃部不适者加藿香、白豆蔻、木香。

方中马齿苋清热解毒，生地清热凉血，秦皮清热燥湿；桑白皮、车前子利湿消肿；羌活祛湿通络止痛；忍冬藤、络石藤清热通络，消肿止痛；陈皮、甘草、佛手健脾理气，和胃化湿。全方共奏清热除湿、通络止痛之功效。现代药理研究表明，马齿苋具有解热、镇痛、抗炎的作用，含去甲肾上腺素，与血管内皮 α 受体结合，使血管收缩，血流量减少，从而减少动脉性充血，使血管外周阻力增加，减轻瘀血，还能抑制毛细血管通透性，抑制炎性肿胀；生地具有扩张血管，降低毛细血管通透性，抑制炎性反应，促进炎症渗出物的吸收，还能抑制体温中枢，具有较好的降温作用；桑白皮、车前子、秦皮均具有利尿作用，可促进尿酸的排泄；秦皮还能抑制尿酸的重吸收；羌活具有明显的解热镇痛作用，还能降低血管通透性，抑制炎症反应，对足趾肿痛、关节炎均有明显疗效。忍冬藤、络石藤能抑制炎症反应，大剂量忍冬藤还有促进尿酸排泄的作用。全方既符合中医辨证原则，又契合现代中药药理学原理，故在临床上取得了很好的疗效。

六、强直性脊柱炎的诊治经验

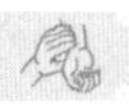

强直性脊柱炎(ankylosing spondylitis, AS)是一种慢性炎症性疾病，主要侵犯骶髂关节、脊柱骨突、脊柱旁软组织及外周关节，并可伴发关节外表现。严重者可发生脊柱畸形和强直。

本病的患病率在各国报道不一，我国的患病率初步调查为 0.3%左右。本病男女患病率之比为 2∶1～3∶1，女性发病较缓慢及病情较轻。发病年龄通常在 13～31 岁，高峰在 20～30 岁，40 岁以后及 8 岁以前发病者少见。

本病病因未明。从流行病学调查发现，遗传和环境因素在本病的发病中发挥重要作用。已证实，本病的发病和 HLA－B27 密切相关，并有明显家族聚集倾向。

本病发病隐匿。患者逐渐出现腰背部或骶髂部疼痛和(或)晨僵，常半夜痛醒，翻身困难，晨起或久坐后起立时腰部晨僵明显，但活动后减轻。有的患者感到臀部钝痛或骶髂部剧痛，偶尔向周边放射；咳嗽、打喷嚏、突然扭动腰部疼痛可加重。多数患者随病情进展由腰椎向胸颈部脊椎发展。

24％～75％的患者在病初或病程中出现髋关节和外周关节病变，其中膝、踝和肩关节居多，肘及手和足小关节偶有受累。外周关节病变多为非对称性，常只累及少数关节或单关节。1/4 的患者在病程中发生眼色素膜炎，单侧或双侧交替，可反复发作甚至可致视力障碍。本病的全身表现轻微，少数重症患者有发热、疲倦、消瘦、贫血或其他器官受累。本病常见跖底筋膜炎、跟腱炎和其他部位的肌腱末端病。神经系统症状来自压迫性脊神经炎或坐骨神经痛、椎骨骨折或不全脱位以及马尾综合征，后者可引起阳痿、夜间尿失禁、膀胱和直肠感觉迟钝、踝反射消失。极少数患者出现肺上叶纤维化，有时伴有空洞形成。心脏病变以主动脉瓣关闭不全和心脏传导阻滞多见。还可并发 IgA 肾病和淀粉样变性。

体格检查时，枕壁试验、胸廓扩展、Schober 试验、骨盆按压、Patrick 试验(下肢 4 字试验)等可用于检查骶髂关节压痛或脊柱病变进展情况。X 线变化具有确定诊断意义。通常按 X 线骶髂关节炎的病变程度分为 5 级。晚期广泛而严重的骨化性骨桥表现称为“竹节样脊柱”。对于临床早期或可疑病例，可采用磁共振(MRI)检查。实验室检查在活动期患者可见红细胞沉降率增快，C 反应蛋白增高及轻度贫血。类风湿因子阴性和免疫球蛋白轻度升高。虽然强直性脊柱炎患者 HLA－B27 阳性率达 90％左右，但无诊断特异性，因为健康人也有 HLA－B27 阳性。HLA－B27 阴性患者只要临床表现和影像学检查符合诊断标准，也不能排除本病可能。

国内外近年来较多用 1984 年修订的纽约标准。对一些暂时不符合标准者，可参考有关脊柱关节病的诊断标准，主要包括 Amor、ESSG 和 2009 年 ASAS 专家组推荐的中轴型脊柱关节病的分类标准。

1. 1984 年修订的 AS 纽约标准

(1) 下腰背痛的病程至少持续 3 个月,疼痛随活动改善,但休息不减轻;

(2) 腰椎在前后和侧屈方向活动受限;

(3) 胸廓扩展范围小于同年龄和性别的正常值;

(4) 双侧骶髂关节炎Ⅱ～Ⅳ级,或单侧骶髂关节炎Ⅲ～Ⅳ级。

如果患者具备(4)并分别附加(1)～(3)条中的任何 1 条可确诊为 AS。

2. 欧洲脊柱关节病诊断标准

炎性脊柱痛或非对称性以下肢关节为主的滑膜炎,并附加以下项目中的任何一项,即:

(1) 阳性家族史;

(2) 银屑病;

(3) 炎性肠病;

(4) 关节炎前 1 个月内的尿道炎、宫颈炎或急性腹泻;

(5) 双侧臀部交替疼痛;

(6) 肌腱末端病;

(7) 骶髂关节炎。

符合者可列入此类进行诊断和治疗,并随访观察。

3. 2009 年 ASAS

专家组推荐的中轴型脊柱关节病的分类标准是:起病年龄＜45 岁和腰背痛≥3 个月的患者,加上符合下述其中一种标准:①影像学提示骶髂关节炎加上≥1 个下述的脊柱关节病(SpA)特征;②HLA－B27 阳性加上≥2 个下述的其他 SpA 特征。

其中影像学提示骶髂关节炎指的是①MRI 提示骶髂关节活动性(急性)炎症,高度提示与 SpA 相关的骶髂关节炎或②明确的骶髂关节炎影像学改变(根据 1984 年修订的纽约标准)。SpA 特征包括:

（1）炎性背痛；

（2）关节炎；

（3）起止点炎（跟腱）；

（4）眼葡萄膜炎；

（5）指（趾）炎；

（6）银屑病；

（7）克罗恩病/溃疡性结肠炎；

（8）对非甾体类抗炎药（NSAIDs）反应良好；

（9）SpA 家族史；

（10）HLA-B27 阳性；

（11）CRP 升高。

应强调的是，本病在临床表现上表现的轻重程度差异较大，有的患者病情反复，持续进展，有的长期处于相对稳定状态，可以正常工作和生活。仅局部受累的轻度 AS 患者可以保持几乎全部的功能和就业能力。然而，部分患者会发展成严重的骨骼活动受限或危及生命的肌肉骨骼外并发症。疾病活动度通常存在个体差异。症状通常持续几十年。少数可出现疾病活动的"平息（burn-out）"期，并随后达到长期缓解。一项由美国、加拿大和欧洲 10 个国家 AS 患者参与的问卷调查评价了 AS 活动性与妊娠的关系。没有发现疾病活动性对生育、妊娠结局或新生儿有不利影响。研究表明有多个指标与病情加重相关，对判断 AS 的预后有参考价值，包括：髋关节炎；腊肠样指或趾；非甾体抗炎药的疗效差；红细胞沉降率升高（>30 mm/h）；腰椎活动度受限；寡关节炎和发病年龄小于 16 岁。其他一些因素也可能与 AS 预后不良相关，如吸烟、进行性加重的放射学改变、活动性病变（由疾病活动指数评定）、功能障碍（自我报告评估）、受教育程度较低、存在其他与脊柱关节炎相关的疾病（如银屑病、炎症性肠病）、男性、有葡萄膜炎病史和各种涉及动柔度（能够快速、反复弯曲、扭转和伸展）或身体振动的职业活动（如驾驶卡车或操作重型设备）。另外诊断延迟、治疗不及时和不合理以及不坚持长期功能锻炼者预后差，应强调在专科医师指导下长期随诊。

关于本病的中医病名，在《素问·痹论》中有“肾痹”一病。“肾痹者，善胀，尻以代踵，脊以代头。”《内经知要》对此注解说：“尻以代踵者，足挛不能伸也；脊以代头者，身偻不能直也。”可见肾痹是外感风寒或寒湿之气，痹聚于骨，形成骨痹，久病不愈，正气虚损，内传于肾，肾受损伤而成肾痹。临床有弯腰屈背、足挛的症状。沈师认为，弯腰屈背的疾病众多，范围过广，如佝偻病等，将AS定义于“肾痹”不够准确。

《灵枢·刺节真邪论》篇有“骨痹”的记载。“虚邪之中人也，洒淅动形，起毫毛而发腠理，其入深，内搏于骨，则为骨痹。”可见骨痹是寒邪内侵，肾气虚衰，寒邪聚于骨的疾病。沈师认为“骨痹”的范围也太宽泛，包含了许多伤科疾病，用来定义AS也不够准确。

《诸病源候论·腰背病诸候》中有“背偻”的描述。“肝主筋而藏血。血为阴，气为阳。阳气，精则养神，柔则养精。阴阳和同，则气血调适，共相荣养也，邪不能伤。若虚则受风，风寒搏于脊膂之筋，冷则挛急，故令背偻。”可见，背偻可因肝虚受风、风寒相搏所致，临床表现为背脊佝偻，与AS的晚期表现相似，但又不够全面。

《素问·骨空论》指出：“督脉为病，脊强反折。”《脉经·评奇经八脉病》说：“此为督脉，腰背强痛，不得俯仰。”督脉沿脊柱正中走向，AS有腰背疼痛、强直，严重者不得俯仰等临床表现。从病位、临床表现等综合分析，沈师认为，将AS的中医病名定为“督脉痹”更为准确。

沈师认为本病本虚标实，病机符合风湿病“7＋1”发病机制。其本在肾阴不足，精血亏损，损伤筋骨。正如《景岳全书》所言：“诸痹皆在阴分，亦总由真阴衰弱，精血亏损，故三气得以乘之。”标为“风、寒、湿、热、痰、瘀、毒”七邪，七邪之中，以“风、寒”二邪居多。

沈师治疗本病有一些常用的药对和经验方，现介绍如下：

1. 常用药对

(1) 羌活和独活：羌活具有祛风化湿、散寒通络功效，现代药理研究其具有抗炎镇痛作用，沈师常用此药30～60 g，患者温服后稍有汗出，次日即感腰背疼痛板滞感有所减轻。独活可引药下行，减轻患者足跟、膝踝部疼痛症状，与羌活合用，增强祛风通络疗效。但沈师指出，独活胃肠道反应较大，临床不宜大剂量使用。

（2）白附子和乌头：在跟师抄方过程中，沈师多次强调白附子（关白附）毒性很小，可以放心使用。现代药理研究表明，关白附不含乌头碱，炮制后次乌头碱分解为毒性更小的次乌头胺等成分，沈师结合现代药理和自身临床实践，临床一般用到 9～30 g，不需要先煎，抗炎止痛效果好。若患者关节疼痛严重，沈师常将关白附与制川乌同用，增强抗炎止痛效果，但强调先煎、久煎，剂量一般不超过 12 g，以避免毒副作用。

（3）黄芩和忍冬藤：黄芩具有清热解毒的功效，忍冬藤具有清热通络的功效。现代药理研究发现黄芩含有的黄芩苷对人体免疫反应及Ⅰ型变态反应可起到较强的抑制作用，忍冬藤具有免疫抑制作用。此二味药物不仅在本病中使用，沈师还将它们配合生地，广泛应用于自身免疫疾病。

（4）鹿角、杜仲、川续断、狗脊：此四药均入督脉或者任脉，均有补肝肾、强筋骨、壮腰膝、祛风湿等功效。鹿角性温，入肝、肾经，为补肾壮督的要药。主肾虚腰脊冷痛、阳痿遗精、筋骨疼痛等症。鹿茸疗效更佳，《本草经疏》中说“鹿茸，禀纯阳之质，含生发之气。妇人冲任脉虚……男子肝肾不足，则为寒热、惊痫，或虚劳洒洒如疟，或羸瘦、四肢酸疼、腰脊痛”，惟价昂难得，难以大剂量长期使用，故临床常以鹿角代之。若患者腰脊酸痛症状较轻，则使用杜仲、川续断、狗脊即可，若症状较重，则三药只可作为辅药，而以鹿角片为主。沈师还特别强调，此四药补肾壮督，非补肾壮阳之意，临床上补肾壮阳使用淫羊藿、仙茅等药物。

（5）龟板、熟地、牛膝：龟板入任脉，为纯阴之品，以之滋阴补肾未尝不可，用以补肾壮督则难当大任，故偶用于肾阴明显亏损患者。本病常有足跟痛等临床表现，足跟是足少阴肾经分布部位，故为肾虚表现，熟地入肾经，补血养阴，填精益髓，牛膝有引药下行之效。与鹿角、杜仲、狗脊、川续断等合用，可有效改善腰脊酸痛、足跟足底疼痛等症状。

（6）附子、肉桂、桂枝：附子、肉桂、桂枝为温热之品，有补益命门之火的功效，适用于有畏寒肢冷等肾阳虚表现的 AS 患者。但桂附入命门，而本病是因督脉痹阻，故不是治疗本病的主药，仅仅适用于部分患者。

(7) 香橼、香附、佛手、陈皮、半夏、白豆蔻：此药对理气和胃，调和药性，专为顾护脾胃而设，也利于患者长久服药。

2. 经验方

(1) 羌活地黄汤。具体已在“类风湿关节炎的诊治经验”中介绍，在此不再赘述。

(2) 鹿角壮督方。药物组成：羌活、独活、川乌、白附子、黄芩、忍冬藤、姜黄、生地、熟地、川续断、狗脊、鹿角片、金雀根、虎杖、徐长卿、葶苈子、白芥子等。方中重用鹿角片、川续断、狗脊补肝肾、强筋骨、壮督脉为主，并具祛风、清热、散寒、化瘀、逐饮多重功效。适用于病久寒热错杂、痰瘀互结而肾虚督损的顽症。

七、系统性硬化病的诊治经验

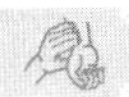

系统性硬化病(systemic sclerosis, SSc)是一种以皮肤变硬和增厚为主要特征的结缔组织病，女性多见，多数发病年龄在30～50岁。根据患者皮肤受累的情况将SSc分为5种亚型：①局限性皮肤型系统性硬化病(limited cutaneous SSc)，其皮肤增厚限于肘(膝)的远端，但可累及面部、颈部。②CREST综合征(CREST syndrome)，是局限性皮肤型系统性硬化病的一个亚型，表现为钙质沉着(C，calcinosis)，雷诺现象(R，Raynaud phenomenon)，食管功能障碍(E, esophageal dysmotility)，指端硬化(S，sclerodactyly)和毛细血管扩张(T，telangiectasia)。③弥漫性皮肤型系统性硬化病(diffuse cutaneous SSc)，除面部、肢体远端外，皮肤增厚还累及肢体远端和躯干。④无皮肤硬化的系统性硬化病(SSc sine scleroderma)，无皮肤增厚的表现，但有雷诺现象，SSc特征性的内脏表现和血清学异常。⑤重叠综合征(overlap syndrome)，弥漫性或局限性皮肤型系统性硬化与其他诊断明确的结缔组织病同时出现，包括系统性红斑狼疮，多发性肌炎/皮肌炎或类风湿关节炎。

本病最多见的初期表现是雷诺现象和隐袭性肢端和面部肿胀，并有手指皮肤逐渐增厚。约70%的病例首发症状为雷诺现象，雷诺现象可先于硬皮病的其他症状（手指肿胀、关节炎、内脏受累）1～2年或与其他症状同时发生。多关节病同样也是突出的早期症状。胃肠道功能紊乱（胃烧灼感和吞咽困难）或呼吸系统症状等偶尔也是本病的首发表现。患者起病前可有不规则发热、胃纳减退、体重下降等。

几乎所有病例皮肤硬化都从手开始，手指、手背发亮、紧绷，手指褶皱消失，汗毛稀疏，继而面部、颈部受累。患者胸上部和肩部有紧绷的感觉，颈前可出现横向厚条纹，仰头时，患者会感到颈部皮肤紧绷，其他疾病很少有这种现象。面部皮肤受累时可表现为面具样面容。口周出现放射性沟纹，口唇变薄，鼻端变尖。受累皮肤可有色素沉着或色素脱失。皮肤病变可局限在手指、足趾和面部，或向心性扩展，累及上臂、肩、前胸、背、腹和下肢。有的可在几个月内累及全身皮肤，有的在数年内逐渐进展，有些呈间歇性进展，通常皮肤受累范围和严重程度在三年内达到高峰。临床上皮肤病变可分为水肿期、硬化期和萎缩期。水肿期皮肤呈非可凹性肿胀，触之有坚韧的感觉；硬化期皮肤呈蜡样光泽，紧贴于皮下组织，不易捏起；萎缩期浅表真皮变薄变脆，表皮松弛。

多关节痛和肌肉疼痛常为早期症状，也可出现明显的关节炎，约29%可有侵蚀性关节病。由于皮肤增厚且与其下关节紧贴，致使关节挛缩和功能受限。由于腱鞘纤维化，当受累关节主动或被动运动时，特别在腕、踝、膝处，可觉察到皮革样摩擦感。本病早期可有肌痛、肌无力等非特异性症状，晚期可出现肌肉萎缩，后者一方面是由于皮肤增厚、变硬限制了指关节的活动，造成局部肌肉失用性萎缩。在弥漫性皮肤型SSc此种情况可发生于任何关节，以手指、腕、肘关节多见。另一方面也与从肌腱向肌肉蔓延的纤维化有关，此时病理表现为肌纤维被纤维组织代替而无炎性细胞浸润。当系统性硬化病与多发性肌炎或皮肌炎重叠时患者可有明显近端肌无力，血清肌酸激酶持续增高。长期慢性指（趾）缺血，可发生指端骨溶解。X线表现关节间隙狭窄和关节面硬化。由于肠道吸收不良、废用及血流灌注减少，常有骨质疏松。

消化道受累为SSc的常见表现，仅次于皮肤受累和雷诺现象。消化道的任何部位均可受累，其中以食管受累最为常见。口腔表现有张口受限，舌系带变短，牙周间隙增宽，牙龈退缩，牙齿脱落，牙槽突骨萎缩。食管表现有食管下部括约肌功能受损可导致胸骨后灼热感，反酸；长期可引起糜烂性食管炎、出血、食管下段狭窄等并发症。下 2/3 食管蠕动减弱可引起吞咽困难、吞咽痛。组织病理示食管平滑肌萎缩，黏膜下层和固有层纤维化，黏膜呈不同程度变薄和糜烂。食管的营养血管呈纤维化改变。1/3 患者食管可发生 Barrett 化生，这些患者发生狭窄和腺癌等并发症的危险性增高。食管功能可用食管测压、卧位稀钡钡餐造影、食管镜等方法检查。小肠受累常可引起轻度腹痛、腹泻、体重下降和营养不良。营养不良是由于肠蠕动缓慢，微生物在肠液中过度增长所致，应用四环素等广谱抗生素常能奏效。偶可出现假性肠梗阻，表现为腹痛、腹胀和呕吐。与食管受累相似，纤维化和肌肉萎缩是产生这些症状的主要原因。肠壁黏膜肌层变性，空气进入肠壁黏膜下面之后，可发生肠壁囊样积气征。钡灌肠可发现10%～50%的患者有大肠受累，但临床症状往往较轻。累及后可发生便秘，下腹胀满，偶有腹泻。由于肠壁肌肉萎缩，在横结肠、降结肠可有较大开口的特征性肠炎(憩室)。如果肛门括约肌受累，可出现直肠脱垂和大便失禁。肝脏病变不常见，但原发性胆汁性肝硬化的出现往往都与局限性皮肤型 SSc 有关。胰腺外分泌功能不全可引起吸收不良和腹泻。

本病肺部受累普遍存在。病初最常见的症状为运动时气短，活动耐受量降低，后期出现干咳。随着病程延长，肺部受累机会增多，且一旦累及，呈进行性发展，对治疗反应不佳。肺间质纤维化和肺动脉血管病变常同时存在，但往往是其中一个病理过程占主导地位。在弥漫性皮肤型 SSc 伴抗 Scl-70 阳性的患者中，肺间质纤维化常常较重；在 CREST 综合征中，肺动脉高压常较为明显。肺间质纤维化常以嗜酸性肺泡炎为先导。在肺泡炎期，高分辨率 CT 可显示肺部呈毛玻璃样改变，支气管肺泡灌洗可发现灌洗液中细胞增多。X 线胸片示肺间质纹理增粗，严重时呈网状结节样改变，在基底部最为显著。肺功能检查示限制性通气障碍，肺活量降低，肺顺应性降低，气体弥散量降低。体检可闻及细小爆裂音，特别是在肺底部。闭塞、纤维化及炎性改变是肺部受累的原因。肺动脉高压常为棘手问题，它是由于肺间质与支气管周围长期纤维化或肺间小动脉内膜增生的结果。肺动脉高压常缓慢进展，除非到后期严重的不可逆病变出现，一般临床不易察觉。无创性的超声心动检查可发现早期肺动脉高压。尸解显示29％～47％患者有中小肺动脉内膜增生和中膜黏液瘤样变化。心导管检查发现33％患者有肺动脉高压。

病理检查80％患者有片状心肌纤维化。临床表现为气短、胸闷、心悸、水肿。临床检查可有室性奔马律、窦性心动过速、充血性心力衰竭，偶可闻及心包摩擦音。超声心动图显示约半数病例有心包肥厚或积液，但临床心肌炎和心包填塞不多见。

SSc的肾脏病变以叶间动脉、弓形动脉及小动脉为显著，其中最主要的是小叶间动脉。血管内膜有成纤维细胞增殖，黏液样变，酸性黏多糖沉积及水肿。血管平滑肌细胞发生透明变性。血管外膜及周围间质均有纤维化。肾小球基膜不规则增厚及劈裂。本病肾病变临床表现不一，部分患者有多年皮肤及其他内脏受累而无肾损害的临床现象；有些患者在病程中出现肾危象，即突然发生严重高血压、急进型肾功能衰竭，如不及时处理，常于数周内死于心力衰竭及尿毒症。虽然肾危象初期可无症状，但大部分患者感觉疲乏加重，出现气促、严重头痛、视力模糊、抽搐、神志不清等症状。实验室检查发现肌酐正常或增高、蛋白尿和(或)镜下血尿，可有微血管溶血性贫血和血小板减少。

在弥漫性皮肤型SSc的早期阶段可出现正中神经受压、腕管综合征。在急性炎症期后，这些症状常能自行好转，可出现孤立或多发单神经炎(包括脑神经)，这常与某些特异的抗体如抗U1RNP抗体相关。SSc可出现对称性周围神经病变，可能与合并血管炎有关。口干、眼干在本病很常见，与外分泌腺结构破坏有关，如能满足干燥综合征的诊断标准，可诊断为重叠综合征。20％～40％的患者有甲状腺功能减退，这与甲状腺纤维化或自身免疫性甲状腺炎有关，病理表现为淋巴细胞浸润。半数患者血清中可有抗甲状腺抗体。

本病实验室检查一般化验无特殊异常，红细胞沉降率可正常或轻度增快。贫血可由消化道溃疡、吸收不良、肾脏受累所致，一般情况下少见。可有轻度血清白蛋白降低，球蛋白增高，可有多株高 γ 球蛋白血症和冷球蛋白血症。血中纤维蛋白原含量增高。免疫学检测血清抗核抗体阳性率达到 90%以上，核型为斑点型、核仁型和抗着丝点型，抗核仁型抗体对本病的诊断相对特异。DNA 拓扑异构酶-1 抗体（抗 Scl-70 抗体）是 SSc 的特异性抗体，阳性率为 15%～20%，该抗体阳性与弥漫性皮肤硬化、肺纤维化、指（趾）关节畸形、远端骨质溶解相关。抗着丝点抗体在 SSc 中的阳性率为 15%～20%，是局限性皮肤型 SSc 的亚型 CREST 综合征较特异的抗体，常与严重的雷诺现象、指端缺血、肺动脉高压相关。抗 RNA 聚合酶Ⅰ/Ⅲ抗体的阳性率为 4%～20%，常与弥漫性皮肤损害、SSc 相关肾危象相关。抗 U3RNP 抗体阳性率为 8%，在男性患者中更多见，与弥漫性皮肤受累相关。抗纤维蛋白 Th/To 抗体阳性率约为 5%，与局限性皮肤受累和肺动脉高压相关。抗 PM/Scl 抗体阳性率为 1%，见于局限性皮肤型 SSc 和重叠综合征（多发性肌炎/皮肌炎）。抗 SSA 和（或）抗 SSB 抗体存在于系统性硬化病与干燥综合征重叠的患者中。约 30%病例 RF 阳性。

硬变皮肤活检见网状真皮致密胶原纤维增多，表皮变薄，表皮突消失，皮肤附属器萎缩。真皮和皮下组织内（也可在广泛纤维化部位）可见 T 淋巴细胞大量聚集。甲褶毛细血管显微镜检查显示毛细血管袢扩张与正常血管消失。

X 线检查可有两肺纹理增强，也可见网状或结节状致密影，以肺底为著，或有小的囊状改变。高分辨率 CT 是检测和随访间质性肺病的主要手段，只要可能就应该检查。钡餐检查可显示食管、胃肠道蠕动减弱或消失，下端狭窄，近侧增宽，小肠蠕动亦减少，近侧小肠扩张，结肠袋可呈球形改变。双手指端骨质吸收，软组织内有钙盐沉积。

目前临床上常用的诊断标准是 1980 年美国风湿病学会（ACR）提出的系统性硬化病分类标准，该标准包括以下条件：

1. 主要条件

近端皮肤硬化：手指及掌指（跖趾）关节近端皮肤增厚、紧绷、肿胀。这种改变可累及整个肢体、面部、颈部和躯干（胸、腹部）。

2. 次要条件

（1）指硬化：上述皮肤改变仅限手指。

（2）指尖凹陷性瘢痕或指垫消失：由于缺血导致指尖凹陷性瘢痕或指垫消失。

（3）双肺基底部纤维化：在立位胸片上，可见条状或结节状致密影，以双肺底为著，也可呈弥漫斑点或蜂窝状肺，但应除外原发性肺病所引起的这种改变。

判定：具备主要条件或两条或两条以上次要条件者，可诊为系统性硬化症。出现雷诺现象、多发性关节炎或关节痛、食管蠕动异常、皮肤活检示胶原纤维肿胀和纤维化、血清抗核抗体（antinuclear antibody，ANA）、抗Scl－70抗体和抗着丝点抗体阳性均有助于诊断。

但是该标准的敏感性较低，无法对早期的硬皮病作出诊断，为此欧洲硬皮病临床试验和研究协作组（EUSTAR）提出了“早期硬皮病”的概念和诊断标准：

（1）雷诺现象；

（2）手指肿胀；

（3）ANA阳性，应高度怀疑早期硬皮病的可能；应进行进一步的检查。

如果存在下列两项中的任何一项就可以确诊为早期硬皮病：

（1）甲床毛细血管镜检查异常；

（2）硬皮病特异性抗体如抗着丝点抗体阳性或抗Scl－70抗体阳性。但早期硬皮病可能与未分化结缔组织病、混合性结缔组织病不易鉴别。

本病一般呈现慢性病程，预后与确诊的时间密切相关，出现内脏并发症影响预后。最近的数据显示本病的5年生存率超过80％，但一些亚型的预后仍较差，如进展性的肺动脉高压2年生存率低于50％。而病死率最高的是合并肾危象，1年生存率低于15％。SSc病变仅限于皮肤，没有内脏受累的预后较好。

在中医学中并无系统性硬化病的病名，但从历代医家著作中可以找到许多与本病临床表现特征相类似的记载，如《诸病源候论》记载："痹者，风寒湿三气杂至，合而为痹，其状肌肉顽厚，或疼痛。"而宋人吴彦夔在其《传信适用方》中描述了接近本病晚期的表现："人发寒热不止，经数日后四肢坚如石，以物击之似钟磬，日渐瘦恶。"目前常将本病归为"痹证""皮痹"的范畴，多数医家认为本病属于正虚邪实的疾病，正虚以肺、脾、肾亏虚为主，邪实以痰、瘀为主。

根据沈师的风湿病"7＋1"发病机制，本病亦属本虚标实之证，以肾虚为本，痰、热、瘀为标，治疗以清热解毒、豁痰散结、活血化瘀为主。

八、银屑病关节炎的诊治经验

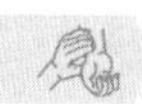

银屑病关节炎(psoriatic arthritis, PsA)是一种与银屑病相关的炎性关节病，具有银屑病皮疹并导致关节和周围软组织疼痛、肿胀、压痛、僵硬和运动障碍，部分患者可有骶髂关节炎和(或)脊柱炎，病程迁延、易复发、晚期可出现关节强直，导致残废。约75%的患者皮疹出现在关节炎之前，同时出现者约为15%，皮疹出现在关节炎之后者约为10%。该病可发生于任何年龄，高峰年龄为30～50岁，无性别差异，但脊柱受累以男性较多。在我国本病患病率约为1.23‰。

本病起病隐匿，约1/3呈急性发作，起病前常无诱因。关节症状多种多样，除四肢外周关节病变外，部分可累及脊柱。受累关节可有疼痛、压痛、肿胀、晨僵和功能障碍。依据临床特点分为单关节炎或少关节炎型、远端指间关节炎型、残毁性关节炎型、对称性多关节炎型、脊柱关节病型5种类型，60%类型间可相互转化，合并存在。在皮肤表现上，根据银屑病的临床特征，一般可分为寻常型、脓疱型、关节病型及红皮病型4种类型。皮肤银屑病变好发于头皮及四肢伸侧，尤其肘、膝部位，呈散在或泛发分布，要特别注意隐藏部位的皮损如头发、会阴、臀、脐等，皮损表现为丘疹或斑块，圆形或不规则形，表面有丰富的银白色鳞屑，去除鳞屑后为发亮的薄膜、除去薄膜可见点状出血(Auspitz征)，该特征对银屑病具有诊断意义。存在银屑病是与其他炎性关节病的重要区别，皮肤病变严重性和关节炎症程度无直接关系，二者相关的比例仅有35%。约80%患者有指(趾)甲病变，常见表现为顶针样凹陷，炎症远端指间关节的指甲有多发性凹陷是本病的特征性变化。有时形成匙形甲。全身症状有发热、体重减轻和贫血。7%～33%患者有眼部病变如结膜炎、葡萄膜炎、虹膜炎和干燥性角膜炎等。小于4%患者出现主动脉瓣关闭不全，常见于疾病晚期，另有心脏肥大和传导阻滞等；肺部可见上肺纤维化；胃肠道可有炎性肠病，罕见淀粉样变。有附着点炎，特别是在跟腱和跖腱膜附着部位，表现为足跟痛等。

本病无特殊实验室检查，病情活动时红细胞沉降率加快，C反应蛋白增加，IgA、IgE增高，补体水平增高等。类风湿因子阴性，少数患者可有低滴度的类风湿因子和抗核抗体。骶髂关节和脊柱受累的患者中约半数HLA-B27阳性。影像学检查在周围性关节炎可见骨质破坏和增生表现，形成"铅笔帽"样畸形、"望远镜"样畸形等；在中轴关节炎可见骶髂关节炎、椎间隙变窄、强直、不对称性韧带骨赘形成、椎旁骨化等。银屑病患者有上述炎性关节炎表现即可诊断，但部分患者银屑病出现在关节炎之后则诊断较为困难，应注意临床和放射学线索，如银屑病家族史，寻找隐蔽部位的银屑病变，注意受累关节部位，有无脊柱关节病等来作出诊断并排除其他疾病。

关于银屑病关节炎的诊断目前尚无统一的标准，较简单而实用的标准有Moll和Wright的PsA分类标准：

(1) 至少有一个关节炎并持续3个月以上；

(2) 至少有银屑病皮损和(或)一个指(趾)甲上有20个以上顶针样凹陷的小坑或甲剥离；

(3) 血清IgM型RF阴性(滴度<1∶80)。

本病一般病程良好，只有少数患者(<5%)有关节破坏和畸形。家族银屑病史、20岁前发病、HLA-DR3/DR4阳性、侵蚀性或多关节病变、广泛皮肤病变等提示预后较差。

《诸病源候论》指出："风湿邪气，客于腠理，复值寒湿与气血相搏所生。若其风毒气多，湿气少，则风沉入深，为干癣也。"可见，中医学认为银屑病的发生是由于风寒湿三气相合与气血相搏而致气血瘀滞。相同的观点也见于《外台秘要》和《圣济总录》。《外台秘要》云："病源干癣但有匡郭，……皆是风湿邪气客于腠理，复值寒湿与气血相搏所生。"《圣济总录》说："其病得之风湿客于腠理，搏于气血，气血否涩……"而早在《素问·痹论》中就已经指出"风、寒、湿三气杂至，合而为痹"，风、寒、湿三邪滞留于肢体筋脉、关节、肌肉，经脉闭阻导致气血瘀滞，不通则痛，发为痹证。故而，最早认为银屑病关节炎发病因素为风、寒、湿三邪。

到了宋代，严用和的《济生方》中指出"肺热毒邪……生疮癣"，认识到了热邪在本病中的致病作用，而热邪在痹证的发病中也起了重要作用。如久居炎热潮湿之地，或外感风湿热邪，滞留于肢体、经络、关节，痹阻气血经脉，发为热痹。

到了明代，李梴在《医学入门》中指出："疥癣皆血分热燥，以致风毒客于皮肤，浮浅者为疥，深沉者为癣。"《外科正宗》也指出"此等总皆血燥风毒克于脾、肺二经"。二者都认为癣的发病是由于人体的血分变化（血燥、血热）从而导致外邪风毒入侵而发病，而血燥、血热日久都会向血瘀的方向转化。除了血燥、血热，血虚、气滞、湿阻、热壅等均可致血瘀。而痹证与血瘀也关系密切，清代王清任就在《医林改错》中明确指出"痹证有瘀血"。

沈师总结了历代先贤的学术经验，结合自己的临床实践，将本病辨证为风热瘀毒为患，以祛风清热、凉血化瘀为治疗原则。结合现代药理知识，沈师在治疗本病时喜用两大类药物，一类是具有抗变态反应、免疫抑制作用的药物，如生地黄、土茯苓、黄芩、黄连、牡丹皮、赤芍、当归、郁金、地肤子、荆芥、蝉衣等；另一类药物考虑到部分银屑病具有对紫外线不敏感的特点，而选用可促进紫外线吸收的中药，如补骨脂、紫苏。同时具有这两种作用的药物如白鲜皮、紫草、虎杖尤为其喜用，且剂量较大，通常为 30 g。沈师还采用了民间治疗各种风湿痹痛的验药金雀根、虎杖根、岗稔根，创立了羌活三根汤（药物组成：羌活 30 g、金雀根 30 g、虎杖根 30 g、岗稔根 30 g、南加皮 30 g、忍冬藤 30 g、川芎 12 g）来治疗本病。全方温凉并重，祛风清热，散瘀止痛。方中许多药物现代药理研究显示具有抗炎止痛、抗栓塞、抗血管炎、抗变态反应、免疫抑制等作用，符合本病的现代病理特点。不仅用于本病疗效显著，还可以治疗狼疮性关节炎、干燥综合征关节炎、类风湿关节炎等具有类似病机的疾病。

沈师常用治疗银屑病的经验方为紫草去屑汤(药物组成:紫草 30 g、土茯苓 30 g、虎杖 12 g、白鲜皮 30 g、黄芩 30 g、蝉衣 12 g、甘草 3 g),临床上常与羌活三根汤合用治疗银屑病关节炎。

九、成人斯蒂尔病的诊治经验

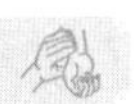

斯蒂尔病本是指系统性起病的幼年型慢性关节炎,但相似的疾病也可发生于成年人,称为成人斯蒂尔病(adult onset Still's disease, AOSD)。本病曾称为“变应性亚败血症”,1987 年以后统一称为成人 Still 病。

本病病因尚不清楚。由于无特异性的诊断方法和标准,诊断及鉴别诊断非常困难,需排除肿瘤、感染以及其他结缔组织病后才考虑其诊断。某些患者即便诊断为成人 Still 病,也需要在治疗中密切随访,以进一步除外上述疾病的可能。本病男女患病率接近,散布世界各地,无地域差异,好发年龄为 16～35 岁,高龄发病亦可见到。

临床表现以发热为最常见和最早出现,80%以上患者呈典型的弛张热,体温常达 39℃以上。皮疹是本病另一主要表现,常与发热伴行,常在傍晚开始发热时出现,次日晨热退后皮疹亦消失。几乎 100%患者有关节疼痛,部分患者有肌肉疼痛、咽痛、周围淋巴结肿大、肝脾大、腹痛、胸膜炎、心包积液、心肌炎和肺炎表现。较少见的有肾、中枢神经异常、周围神经损害。少数患者还会出现急性呼吸衰竭、充血性心力衰竭、心包填塞、缩窄性心包炎等严重情况。

实验室检查在疾病活动期可表现为红细胞沉降率增快、中性粒细胞增高、白细胞升高、血小板升高等。血清铁蛋白升高和糖化铁蛋白比值下降对诊断本病有重要意义。血清铁蛋白还可以作为判断病情是否活动及评价治疗效果的指标。

本病无特异性诊断方法,是建立在排除性诊断的基础上作出诊断。国内外曾制订了许多诊断或分类标准,但至今仍未有公认的统一标准。推荐应用较多的是美国 Cush 标准和日本 Yamaguch 标准。

1. Cush 标准

必备条件:①发热≥39℃;②关节痛或关节炎;③类风湿因子<1∶80;④抗核抗体<1∶100。

另具备下列任何两项:①血白细胞≥15×10^{9}/L;②皮疹;③胸膜炎或心包炎;④肝大或脾大或淋巴结肿大。

2. 日本 Yamaguch 标准

主要条件:①发热≥39℃并持续一周以上;②关节痛持续两周以上;③典型皮疹;④血白细胞≥15×10^{9}/L。

次要条件:①咽痛;②淋巴结和(或)脾肿大;③肝功能异常;④类风湿因子和抗核抗体阴性。

此标准需排除:感染性疾病、恶性肿瘤、其他风湿性疾病。符合 5 项或更多条件(至少含两项主要条件),可作出诊断。

本病的病情、病程呈多样性,少部分患者一次发作缓解后不再发作,有自限倾向。而多数患者缓解后易反复发作。还有慢性持续活动的类型,最终表现为慢性关节炎,出现软骨和骨质破坏,酷似类风湿关节炎。需要强调的是,本病是一种排除性诊断的疾病,至今仍无特定的统一诊断标准,即使在确诊后,仍要在治疗、随访过程中随时调整药物,以改善预后;且须长期观察随访,注意其转化为诸如肿瘤、感染和其他疾病等,从而修订诊断,改变治疗方案。

中医学认为,根据本病关节疼痛、肿胀,或见发热的临床表现,可以归属中医"痹证"范畴,《素问·四时刺逆从论》云:"厥阴有余病阴痹,不足病生热痹。"本病见壮热、烦躁、斑疹等临床表现,又可属于"温病"范畴。《温热逢源》中描述:"邪热郁于血络,不得外达,其在于肺,肺主皮毛则为疹,其在于胃,胃主肌肉则为斑。"

不论归属"痹证"还是"温病",本病仍符合沈师提出的风湿免疫病"7+1"发病机制,只是病邪侧重点不同。有因风寒湿内滞,阻滞经络关节,致使关节疼痛肿胀,格阳于外,逼阴于内,日久郁而化热伤阴;有内虚外感毒邪或痰瘀日久化毒，以致痰瘀毒互结致病；有正虚感受热邪致病；有机体蕴热内伏，复感温热之邪而发病的；有因邪气深伏，邪正相争，病程缠绵难愈，类似“伏气温病”的。沈师认为，部分患者症状百出，以心肺阴虚内热为表现，类似《金匮要略》中的“百合病”。

沈师认为本病亦属本虚标实，以肾阴虚为本，临床常见以热、湿、瘀、毒为标。治疗当清热利湿，化瘀解毒，滋阴补肾。

十、幼年特发性关节炎的诊治经验

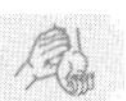

幼年特发性关节炎(juvenile idiopathic arthritis，JIA)是小儿时期常见的结缔组织病，以慢性关节滑膜炎为主要特征，常伴随有全身多脏器功能损坏，临床症状主要表现为疼痛、肿胀及活动受限，是导致小儿残疾和失明的主要疾病之一。本病是一种慢性疾病，目前尚无治愈的可能，治疗目标在于最大限度缓解患儿临床症状，预防及减少器官损伤与治疗的不良反应，从而改善患儿生活质量。

本病可以分为全身型幼年特发性关节炎、少关节型幼年特发性关节炎、多关节型幼年特发性关节炎、银屑病型幼年特发性关节炎、与附着点相关的关节炎以及未分类的幼年特发性关节炎 6 类。

1. 全身型幼年特发性关节炎

定义：每月连续发热 2 周以上，同时伴浆膜炎，短暂的、不固定的红斑样皮疹、肝脾大、全身淋巴结肿大等症状中的一项或多项。

排除情况：①银屑病患者；②一级亲属有 HLA－B27 相关疾病；③两次间隔时间为 3 个月的类风湿因子阳性；④＞8 岁的男性 HLA－B27 阳性关节炎患儿。

2. 少关节型幼年特发性关节炎

定义：发病最初 6 个月 1～4 个关节受累，包含持续性、扩展性两个亚型。

排除情况:①银屑病患者;②一级亲属有 HLA-B27 相关疾病;③两次间隔时间为3个月的类风湿因子阳性;④>8岁的男性 HLA-B27 阳性关节炎患儿;⑤全身型幼年特发性关节炎。

3. 多关节型幼年特发性关节炎

定义:发病最初6个月关节受累数≥5个,根据伴类风湿因子类型分为伴类风湿因子阳性及伴类风湿因子阴性两种亚型。

排除情况:①银屑病患者;②一级亲属有 HLA-B27 相关疾病;③>8岁的男性 HLA-B27 阳性关节炎患儿;④全身型幼年特发性关节炎。

4. 银屑病型幼年特发性关节炎

定义:至少1个以上关节合并银屑病,或关节炎合并以下任意两项:①指/趾甲炎;②指甲凹陷或脱离;③一级亲属患有银屑病。

排除情况:①一级亲属有 HLA-B27 相关疾病;②两次间隔时间为3个月的类风湿因子阳性;③>8岁的男性 HLA-B27 阳性关节炎患儿;④全身型幼年特发性关节炎。

5. 与附着点相关的关节炎

定义:关节炎和(或)附着点炎症,伴有以下情况中的任意两项:①骶髂关节痛或炎症性腰骶部及脊柱疼痛,而不局限在颈椎;②一级亲属有 HLA-B27 相关疾病;③HLA-B27 阳性;④>8岁的男性 HLA-B27 阳性关节炎患儿。

排除情况:①银屑病患者;②两次间隔时间为3个月的类风湿因子阳性;③全身型幼年特发性关节炎。

6. 未分类的幼年特发性关节炎

不符合上述任一类型或符合上述两种类型以上的关节炎。

根据沈师提出的风湿免疫病“7+1”发病机制,幼年特发性关节炎的病机以热、毒、痰、瘀加肾阴虚为主。沈师认为幼年特发性关节炎临床表现以阴虚火旺者最多，治疗当以滋阴清热法为主。

沈师认为，本病本虚标实，以肾阴虚为本，因此，滋养肾阴是治疗中不可缺少的关键部分。沈师常用的滋阴药物有生地、麦冬、南北沙参、玉竹等，尤其喜用生地，生地是其治疗风湿免疫病的基本中药。沈师在长期的临床实践中发现，生地具有抗血管炎、抗关节炎及免疫调节作用，临床观察发现生地具有抑制抗体，但不影响细胞免疫的效果，还具有促进腺体分泌唾液和肠液的作用，能增强肾上腺皮质功能，可协助皮质激素减量。大剂量长期使用没有不良反应，少数患者有大便稀薄反应，可以加用芡实、炮姜炭、石榴皮等药物以减少这一反应。

沈师认为，许多风湿免疫病有发热与内热症状，尤其服用类固醇激素的患者，往往内热的感觉明显，热邪还可与其他病邪合而为病，如风热、湿热、血热、瘀热、热毒等，因此，清热是一项重要的治法。沈师常用的清热药物有生石膏、知母、黄芩、黄连、苦参、金银花、忍冬藤、水牛角、秦皮、土茯苓等。其中以生石膏降温退热药力最强，具有很强的抑制体温中枢的作用。临床高热宜用 90 g，低热宜用 60 g，内热用 30 g，与金银花、青蒿、知母同用能增效。临床治疗各种免疫病发热都有效果，尤其是系统性红斑狼疮和成人 Still 病激素减量后反跳而发热。水牛角咸寒，入血分，擅清血热，可凉血安血，现代药理研究证实有明显降低毛细血管通透性、镇静与抗惊厥作用，无明显不良反应，常用 30 g。清热解毒药金银花、黄芩、黄连等具有抑制炎症与免疫抑制作用。其中黄芩具有抑制全身变态反应的作用，没有明显不良反应，可以大剂量使用，沈师往往用到 30 g。

本病中瘀邪常与热邪相结合，故在清热的同时需要化瘀。沈师常用的化瘀药物有牡丹皮、赤芍、川芎、郁金、莪术、金雀根等。

在本病中，痰邪易与瘀、热、毒相结合形成痰瘀、痰热、痰毒，留滞关节造成关节肿胀。沈师常用的化痰蠲饮的药物有白芥子、葶苈子、半夏、南星等。

本病的治疗，需要使用大量苦寒药物，易伤脾阳，影响脾胃运化功能，故在治疗的同时，沈师还特别注意顾护脾胃。脾胃为后天之本，气血生化之源，诸药需要胃肠道的吸收消化才能发挥作用。早在隋代的《诸病源候论》中就指出“小儿肠胃嫩弱……不胜药势”，元代朱丹溪也指出小儿“脾常不足”，因此，给幼年患者服药更要注意顾护脾胃。沈师常用顾护脾胃的药物有陈皮、佛手、豆蔻、藿香、香附、黄连、吴茱萸等。

十一、多发性肌炎和皮肌炎的诊治经验

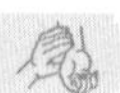

特发性炎性肌病(idiopathic inflammatory myopathies, IIM)是一组以四肢近端肌肉受累为突出表现的异质性疾病，其中以多发性肌炎(polymyositis,PM)和皮肌炎(dermatomyositis,DM)最为常见。我国PM/DM的发病率尚不十分清楚，国外报告的发病率为(0.6～1)/万人，女性多于男性，DM比PM更多见。

PM主要见于成人，儿童罕见。DM可见于成人和儿童。PM/DM常呈亚急性起病，在数周至数月内出现对称性的四肢近端肌肉无力，仅少数患者(特别是DM)可急性起病。PM/DM常伴有全身性的表现，如乏力、厌食、体重下降和发热等。

1. 临床表现

临床表现可分为皮肤和骨骼肌受累表现与皮肤和骨骼肌外受累表现。

(1) 骨骼肌受累表现：对称性四肢近端肌无力是PM/DM的特征性表现，约50%的患者可同时伴有肌痛或肌压痛。上肢近端肌肉受累时，可出现抬臂困难，不能梳头和穿衣。下肢近端肌肉受累时，常表现为上楼梯和上台阶困难，蹲下或从座椅上站起困难。PM/DM患者远端肌无力不常见，但在整个病程中患者可有不同程度的远端肌无力表现。随着病程的延长，可出现肌萎缩。约50%的患者有颈屈肌无力，表现为平卧时抬头困难，头常呈后仰。眼轮匝肌和面肌受累罕见，这一点有助于与重症肌无力相鉴别。

(2) 皮肤受累表现：DM除了肌肉受累外，还有特征性的皮肤受累表现。皮肤病变可以出现在肌肉受累之前，也可与肌炎同时或在肌炎之后出现。DM常见的皮肤病变包括：①眶周皮疹(heliotrope rash)。这是DM特

征性的皮肤损害，也称“向阳疹”，发生率为60%～80%。表现为上眼睑或眶周的水肿性紫红色皮疹，可为一侧或双侧，光照加重。这种皮疹还可出现在两颊部、鼻梁、颈部、前胸V形区和肩背部（称为披肩征）。②Gottron疹。这是DM另一特征性的皮肤损害。出现在关节的伸侧面，特别是掌指关节、指间关节或肘关节伸侧面的红色或紫红色斑丘疹，边缘不整，或融合成片，常伴有皮肤萎缩、毛细血管扩张和色素沉着或减退，偶有皮肤溃疡，发生率约为80%。此类皮损也可以出现在膝关节伸侧面及内踝等处，表面常覆有鳞屑或有局部水肿。③甲周病变。④技工手。在手指的掌面和侧面皮肤过多角化、裂纹及粗糙，类似于长期从事手工作业的技术工人手，故名。还可出现足跟部的皮肤表皮增厚、粗糙和过度角化，此类患者常常血清抗Mi-2抗体阳性。⑤其他皮肤黏膜改变。如皮肤血管炎、脂膜炎、手指的雷诺现象、手指溃疡及口腔黏膜红斑。部分患者还可出现肌肉硬结、皮下小结或皮下钙化等改变。

（3）皮肤和骨骼肌外受累的表现：①肺部受累。间质性肺炎、肺纤维化、胸膜炎是PM/DM最常见的肺部表现。表现为胸闷、气短、咳嗽、咯痰、呼吸困难和发绀等。少数患者有少量胸腔积液，大量胸腔积液少见。喉部肌肉无力可造成发音困难和声哑等。膈肌受累时可表现为呼吸表浅、呼吸困难或引起急性呼吸功能不全。肺部受累是影响PM/DM预后的重要因素之一。②消化道受累。累及咽、食管上端横纹肌较常见，表现为吞咽困难、饮水时发生呛咳、液体从鼻孔流出。食管功能障碍和小肠蠕动减弱可引起反酸、食管炎、咽下困难、上腹胀痛和吸收障碍。③心脏受累。最常见为心律不齐和传导阻滞。较少见的严重表现为充血性心力衰竭和心包压塞，这也是患者死亡的重要原因之一。④肾脏受累。如蛋白尿、血尿、管型尿。罕见的爆发型PM可表现为横纹肌溶解、肌红蛋白尿及肾功能衰竭。⑤关节表现。关节痛或关节炎表现，通常见于疾病的早期，可表现为RA样关节症状，但一般较轻。重叠综合征者关节症状较多见。儿童DM患者关节症状也相对多见。

本病实验室检查可有轻度贫血、白细胞增多。约50%的PM患者红细胞沉降率和C反应蛋白可以正常，只有20%的PM患者在活动期红细胞沉降率＞50 mm/h，因此，红细胞沉降率和C反应蛋白的水平与PM/DM肌病的活动程度并不平行。血清免疫球蛋白、免疫复合物以及α_2和γ球蛋白可增高，补体C3、C4可减少。急性肌炎患者血中肌红蛋白含量增加，血清肌红蛋白含量的高低可以估测疾病的急性活动程度。当有广泛的肌肉损害时，患者可出现肌红蛋白尿。还可出现血尿、蛋白尿、管型尿。PM/DM患者急性期血清肌酶明显升高，如肌酸磷酸激酶（CK）、醛缩酶、谷草转氨酶、谷丙转氨酶及乳酸脱氢酶等可升高。其中临床最常用的是CK，它的改变对肌炎最为敏感，升高的程度与肌肉损伤的程度平行。PM/DM的血清CK值可高达正常上限的50倍，但很少超出正常上限的100倍。肌酶改变先于肌力和肌电图的改变。少数患者在肌力完全恢复正常时CK可仍然升高。少数患者在活动期CK水平可以正常，这种情况DM比PM更常见。对于CK正常的PM/DM患者应做仔细的鉴别诊断，一般而言肌炎活动期，特别是PM患者其CK水平总是升高的。PM/DM的抗体可分为肌炎特异性自身抗体和肌炎相关性抗体两大类。前者主要包括抗氨基酰tRNA合成酶（ARS）抗体，抗信号识别颗粒（SRP）抗体和抗Mi-2抗体三大类。其中抗Jo-1抗体是最常见的抗ARS抗体，也最具临床意义。抗SRP抗体主要见于PM。抗Mi-2抗体多见于DM，与DM患者的皮疹有关。肌炎的相关性抗体有抗核抗体、类风湿因子、抗Ku抗体，以及针对肌红蛋白、肌球蛋白、肌钙蛋白等抗原的非特异性抗体等。抗Scl-70抗体常出现在伴发系统性硬化的DM患者中；抗SSA和抗SSB抗体见于伴发干燥综合征或SLE的患者中；抗PM-Scl抗体见于10％的肌炎患者，其中50％的患者合并有硬皮病。肌电图检查对PM/DM患者而言是一项敏感但非特异性的指标。90％的活动性患者可出现肌电图异常，约50％的患者可表现为典型的三联征改变。另有10％～15％的患者肌电图检查可无明显异常，少数患者即使有广泛的肌无力，而肌电图检查也只提示脊柱旁肌肉的异常。晚期患者可出现神经源性损害表现，呈神经源性和肌源性混合相表现。肌活检是PM/DM诊断和鉴别诊断的重要依据。PM肌活检标本普通HE染色常表现为纤维大小不一、变性、坏死和再生，炎性细胞的浸润，但不具有特异性。免疫组化检测可见肌细胞表达MHC-Ⅰ分子，浸润的炎性细胞主要为 $CD8^+$ T 淋巴细胞，呈多灶状分布在肌纤维周围及肌纤维内，这是诊断 PM 最重要的病理标准。DM 的肌肉病理特点是炎症分布位于血管周围或在束间隔及其周围，而不在肌束内。浸润的炎性细胞以 B 细胞和 $CD4^+$ T 细胞为主。肌纤维损伤和坏死通常涉及部分肌束或束周而导致束周萎缩。束周萎缩是 DM 的特征性表现。

目前临床上大多数医生对 PM/DM 的诊断仍然采用 1975 年 Bohan/Peter 建议的诊断标准（简称 B/P 标准），见表 6：

表 6 Bohan/Peter 建议的 PM/DM 诊断标准

1. **对称性近端肌无力表现：**肩胛带肌和颈前伸肌对称性无力，持续数周至数月，伴或不伴食管或呼吸道肌肉受累。
2. **肌肉活检异常：**肌纤维变性、坏死，细胞吞噬、再生、嗜碱变性，核膜变大，核仁明显，筋膜周围结构萎缩，纤维大小不一，伴炎性渗出。
3. **血清肌酶升高：**血清肌酶升高，如 CK、醛缩酶、ALT、AST 和 LDH。
4. **肌电图示肌源性损害：**肌电图有三联征改变：即时限短、小型的多相运动电位；纤颤电位，正弦波；插入性激惹和异常的高频放电。
5. **典型的皮肤损害：**①眶周皮疹：眼睑呈淡紫色，眶周水肿；②Gottron 征：掌指及近端指间关节背面的红斑性鳞屑疹；③膝、肘、踝关节、面部、颈部和上半身出现的红斑性皮疹。

2. 判定标准

确诊 PM 应符合所有 1～4 条标准；拟诊 PM 应符合 1～4 条中的任何 3 条标准；可疑 PM 符合 1～4 条中的任何 2 条标准。确诊 DM 应符合第 5 条加 1～4 条中的任何 3 条；拟诊 DM 应符合第 5 条及 1～4 条中的任何 2 条；可疑 DM 应符合第 5 条及 1～4 条中的任何 1 条标准。

但是 B/P 标准会导致对 PM 的过度诊断，它不能将 PM 与包涵体肌炎（IBM）等其他炎性肌病相鉴别。因此欧洲神经肌肉疾病中心和美国肌肉研究协作组（ENMC）在 2004 年提出了另一种 IIM 分类诊断标准，该标准与 B/P 标准最大的不同是：①将 IIM 分为 5 类。PM、DM、IBM、非特异性肌炎（NSM）和免疫介导的坏死性肌炎（IMNM），其中 NSM 和 IMNM 是首次被明确定义。②对无肌病性皮肌炎（ADM）提出了较明确的诊断标准。

应注意的是，ADM并不是固定不变的，部分患者经过一段时间可发展成典型的DM。另外，ADM可出现严重的肺间质病变及食管病变，也可伴发肿瘤性疾病。

在浩瀚的中医典籍中，虽然没有肌炎和皮肌炎的病名，但许多中医文献记载了肌炎、皮肌炎的相关症状和理论，一般属于“肌痹”“皮痹”“痿证”的范畴。《素问·痹论》就提出了痹证的概念、病因病机，并提出了“骨痹”“筋痹”“脉痹”“肌痹”“皮痹”等名称，《素问·长刺节论》中记载：“病在肌肤，肌肤尽痛，名曰肌痹，伤于寒湿。”隋代的《诸病源候论·风湿痹候》进一步阐述说：“风湿痹病之状，或皮肤顽厚，或肌肉酸痛。风寒湿三气杂至，合而成痹。其风湿气多而寒气少者，为风湿痹也。由血气虚，则受风湿，而成此病。久不瘥，入于经络，搏于阳经，亦变令身体手足不随。”《诸病源候论·风痹候》对肌痹、皮痹的发病季节及预后作了阐述：“长夏遇痹者为肌痹，在肉则不仁。肌痹不已，复遇邪者，则移入脾。其状四肢懈惰，发咳呕汁。秋遇痹者为皮痹，则皮肤无所知。皮痹不已，又遇邪者，则移入于肺，其状，气奔痛。”有关“痿证”的记载在《素问·痿论》提出“脾气热，则胃干而渴，肌肉不仁，发为肉痿”“有渐于湿，以水为事，若有所留，居处相湿，肌肉濡渍，痹而不仁，发为肉痿。故下经曰：肉痿者，得之湿地也”。

沈师认为，本病属本虚标实。以肾阴虚为本，风、寒、湿、热、痰、瘀、毒为标，临床尤以热、瘀、痰为标常见。

十二、混合性结缔组织病的诊治经验

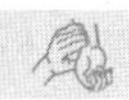

混合性结缔组织病(mixed connective tissue disease, MCTD)是一种血清中有高滴度的斑点型抗核抗体(ANA)和抗U1RNP(nRNP)抗体的结缔组织病。临床上有雷诺现象、双手肿胀、多关节痛或关节炎、肢端硬化、肌炎、食管运动功能障碍、肺动脉高压等特征的临床综合征。部分患者随疾病的进展可成为某种确定的弥漫性结缔组织病(如系统性硬化、系统性红斑狼疮、肌炎/皮肌炎、类风湿关节炎)。

该病病因及发病机制尚不明确。在我国的发病率不明，但并非少见。

患者可表现出一组与本病相关的各结缔组织病的临床症状。然而MCTD具有的多种临床表现并非同时出现，重叠的特征可以相继出现，不同的患者表现也不尽相同。早期症状有易疲劳、肌痛、关节痛和雷诺现象。若患者出现手或手指肿胀、高滴度斑点型ANA时，应仔细随诊。急性起病的MCTD较少见。不明原因的发热可能是本病最显著的临床表现和首发症状。内脏受损也常见。心脏全层均可受累。20%的患者心电图不正常，如右心室肥厚、右心房扩大和传导异常。心包炎是心脏受累最常见临床表现。心肌受累也日益受到重视。75%的患者有肺部受累，早期通常没有症状。30%～50%的患者可发生间质性肺病。部分患者发展为严重的肺间质纤维化，肺动脉高压。25%的患者有肾脏损害，通常为膜性肾小球肾炎。胃肠道受累见于60%～80%患者，表现为上消化道运动异常，食管上部和下部括约肌压力降低，食管远端2/3蠕动减弱，进食后发噎和吞咽困难。并可有腹腔出血、胆道出血、十二指肠出血、巨结肠、胰腺炎、腹水、原发性胆汁性肝硬化、自身免疫性肝炎、吸收不良综合征等。在神经系统病变中，中枢神经系统病变并不是本病的显著特征，常见三叉神经痛、头痛，有些表现类似病毒感染综合征，出现无菌性脑膜炎。在血管病变中，雷诺现象几乎是所有患者的一个早期临床特征。中小血管内膜轻度增生和中层肥厚是MCTD特征性的血管病变，也是本病肺动脉高压和肾血管危象的特征性病理改变。75%患者有贫血，60%患者coombs试验阳性，但溶血性贫血并不常见。75%患者可有以淋巴细胞系为主的白细胞减少，这与疾病活动有关。患者还可有干燥综合征，慢性淋巴细胞性甲状腺炎（桥本甲状腺炎）和持久的声音嘶哑等。

对有雷诺现象，关节痛或关节炎、肌痛、手肿胀的患者，如果有高滴度斑点型ANA和高滴度抗U1RNP抗体阳性，而抗Sm抗体阴性者，要考虑MCTD可能，高滴度抗U1RNP抗体是诊断MCTD必不可少的条件。如果抗Sm阳性，应首先考虑SLE。

目前尚无MCTD的ACR诊断标准，但对照研究显示Alarcon-Segovia（1986年）和Kahn（1991年）提出的两个诊断标准敏感性和特异性最高（分别为62.5%～81.3%和86.2%），见表7。部分患者起病时倾向MCTD诊断，进一步发展的临床表现更符合 SLE 或 RA；在长期随诊中仍有 50%以上的患者符合 MCTD 的诊断标准。

表 7 MCTD 的诊断标准

诊断标准	Alarcon-Segovia	Kahn
血清学标准	抗 U1RNP≥1∶1 600（血凝法）	存在高滴度抗 U1RNP 抗体，相应斑点型 ANA 滴度≥1∶1 200
临床标准	（1）手肿胀 （2）滑膜炎 （3）肌炎（生物学或组织学证实） （4）雷诺现象 （5）肢端硬化	（1）手指肿胀 （2）滑膜炎 （3）肌炎 （4）雷诺现象
确诊标准	血清学标准及至少 3 条临床标准，必须包括滑膜炎或肌炎	血清学标准及雷诺现象和其他 3 项临床标准中至少 2 项

既往认为 MCTD 预后相对良好且对皮质激素治疗显效。目前已明确，携带高滴度抗 U1RNP 抗体者较少发生严重的肾脏并发症和危及生命的神经系统病变。由此而言，MCTD 比 SLE 预后好。但进展性肺动脉高压和心脏并发症是 MCTD 患者死亡的主要原因。心肌炎、肾血管性高血压、脑出血亦可导致死亡。

本病在中医学中尚无确切的病名，根据其临床表现，与“皮痹”“肌痹”“周痹”“尪痹”“阴阳毒”“历节病”等皆有相似之处，总属“痹证”范畴为多。其中有皮肤、黏膜改变者属“皮痹”；有肌肉疼痛者属“肌痹”；有食管功能障碍者属“脾痹”；有肺部受损者属“肺痹”“喘证”；有心脏受累者属“心悸”“胸痹”等。

本病病因病机比较复杂，综合当代医家对本病的认识，认为先天禀赋不足，外感六淫邪气，邪犯肌肤经络之间，营卫不和，气血凝滞，痰瘀互结，血脉不通，病变逐渐由表入里，损及脏腑，渐而发病。本病虚实夹杂，寒热错杂，表里阴阳俱可病。

沈师提出的风湿免疫病“7＋1”发病机制，在本病与前贤及当代医家的意见基本暗合。由于本病临床表现的多样性，预后转归多有不同，因此七邪致病的可能性大致相当，但肾虚的本质是一样的。

十三、未分化结缔组织病的诊治经验

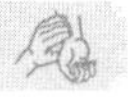

未分化结缔组织病(undifferentiated connective tissue disease, UCTD)，是指具有某些结缔组织病的临床表现，但又不符合任何一种特定疾病的诊断标准的一类疾病。它可能属于某一种弥漫性结缔组织病的早期阶段或顿挫型，在部分患者也可能是一种独立的疾病。UCTD发病年龄多在18～67岁，育龄期女性多见。性别与发病有关，男女比例为1∶4～1∶6。

本病常隐匿起病，从出现临床症状至就诊的平均时间为2～3年。患者的临床表现常较轻，乏力、低热、淋巴结肿大等非特异性症状常见。一些较大规模的临床调查发现，最常出现的症状为关节肿痛、雷诺现象和皮肤黏膜损害，而重要脏器，如肾脏和中枢神经系统等受累者少见。在随访过程中发现，患者的临床症状可随病程及治疗而波动，多呈逐渐缓解趋势，但总体而言病情活动度变化不大。皮肤病变相当常见，而且疹型的表现多样，部分患者以皮疹为首发症状。盘状红斑比在SLE患者中更为常见，颧部红斑发生率约为10%，光过敏的发生率为13%～24%，黏膜溃疡较SLE发生率低，为3%～13%。关节及肌肉病变较为常见。患者可出现关节痛或关节炎表现，多为非侵袭性多关节炎，很少有发生关节破坏致畸形者。其可累及全身各大小关节，包括指间关节、跖趾关节、下颌关节等，但以大关节炎更为常见。肌肉受累多见，多表现为四肢近端肌群的肌痛和肌无力。雷诺现象是最常见的临床表现之一，见于约50%的患者，并可能作为唯一的临床症状持续多年。肺及心脏病变以浆膜炎最为常见，但发生率较SLE稍低，可表现为胸腔积液、心包积液或两者同时出现。其他肺部表现还有肺间质纤维化和间质性肺炎等，心脏病变可累及心脏全层，包括心包炎、心肌炎和心内膜炎等。约20%的患者有血液系统病变，可表现为白细胞计数、血小板计数减少及贫血，以白细胞计数中度降低和非溶血性贫血最为常见。肾损害发生率在11%左右，临床表现可有水肿、高血压、蛋白尿、血尿和血清肌酐水平升高等，但很少有造成严重肾功能不全者。神经系统损害少见，可表现为偏头痛、抽搐行为异常和幻觉等精神病症状，也可出现器质性神经系统疾病表现。

血清学检查以ANA阳性最为常见，阳性率为55%～100%，平均为58%左右。荧光核型以斑点型最为常见，均质型和核周型均较少见，而滴度与SLE相似。少部分患者可出现类风湿因子、抗RNP抗体、抗SSA或SSB抗体阳性。抗RNP抗体的出现常与雷诺现象和关节炎有关，而抗SSA抗体阳性者常伴口干燥，抗ds-DNA抗体阳性、抗Sm抗体阳性、抗心磷脂抗体阳性和补体降低少见。

本病起病隐匿，临床表现多样，在中医学中也没有确切的病名，大部分可归为"皮痹""肌痹""尪痹"等"痹证"范畴。

沈师认为本病同样可用风湿免疫病"7+1"发病机制来辨证论治。本病以肾虚为本，七邪发病可能性大致相当，临证可根据实际情况运用祛风、散寒、化湿、清热、豁痰、行瘀、解毒等方法进行治疗。

十四、成人原发性免疫性血小板减少症的诊治经验

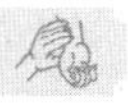

原发性血小板减少症(idiopathic thrombocytopenia, ITP)又称为原发免疫性血小板减少症(primary immune thrombocypenia)，是一种常见的造血系统疾病。因患者对自身血小板抗原的免疫失耐受，产生体液免疫和细胞免疫介导的血小板过度破坏和血小板生成受抑，以外周血小板减少、骨髓巨核细胞数正常或增生伴成熟障碍为特征，患者出现不同程度的血小板减少，可伴有皮肤黏膜和或内脏出血，成人发病率平均约为十万分之六。

临床上血小板减少症患者具有出血倾向，其中以皮肤黏膜出血最为常见，尿道和胃肠道出血次之，颅内出血则较为少见。皮肤出血多表现为瘀点、紫癜及瘀斑，可发生于身体的任何部位，以四肢远侧端多见。黏膜出血以鼻、口腔黏膜、球结膜及牙龈出血和月经过多为主，也有部分患者仅有血小板减少而没有出血症状。出血风险通常与血小板计数相关，当外周血小板计数$<20\times10^9/L$时，可并发严重的出血症状。在相同的外周血小板计数下，老年患者(>60岁)、合并有感染、凝血异常及血小板功能异常的患

者出血风险更高。

血小板减少症分为原发性和继发性两种，免疫学实验室检查对诊断原发性血小板减少尤为重要。抗核抗体是对细胞核内遗传物质、蛋白质等分子复合物产生的自身抗体，存在于IgG中，由于其具有能识别各种细胞核组分，能特征性地出现于许多自身免疫性疾病中，当ANA呈现阳性时，可判断如原发性血小板减少症及相关自身免疫性疾病的活动性及预后，观察治疗反应，指导临床治疗。现代医学研究ITP发病机制可能是由于自身抗体致敏，从而使血小板被单核-巨噬细胞系统清除掉。另外，单核-巨噬细胞系统同机体自身产生的抗体联合，结合血小板表面糖蛋白形成复合体介导巨噬细胞吞噬破坏血小板，也会使血小板减少。抗血小板抗体除了结合血小板使其致敏，易被单核-巨噬系统(主要在脾脏内)破坏外，还能抑制巨核细胞成熟使血小板生成减少。故免疫性血小板减少症的血小板减少为双重机制，即同时存在破坏过多和生成减少。

目前ITP的诊断仍是临床排除性诊断。根据病史，家族史，皮肤、黏膜出血症状，其诊断要点如下：①至少2次检查血小板计数减少，血细胞形态无异常；②脾一般不大；③骨髓中巨核细胞数正常或增多，伴有成熟障碍；④须排除其他继发性血小板减少症。由药物引起的血小板减少部分也属于免疫性，与ITP较难鉴别，应仔细询问服药史；先天性血小板减少性紫癜与本病相似，应调查患者家族史，必要时检查其他家属成员加以区别；结缔组织病早期的表现可能仅有血小板减少，对血小板减少患者应进行相关实验室检查；伴有血栓形成者应注意抗磷脂综合征，应询问流产史及检测抗磷脂抗体加以鉴别；伴有溶血性贫血者应考虑为伊文思综合征(Evans syndrome)；伴有中度以上脾大者应考虑脾功能亢进，除血小板减少外还有白细胞减少及贫血等，应加以鉴别。

目前，ITP的一线治疗方法主要包括：糖皮质激素、静脉注射用免疫球蛋白和抗-D免疫球蛋白；二线治疗方法包括：脾脏切除术、促血小板生成素受体激动剂、利妥昔单抗、环孢素和免疫抑制剂等。刺激血小板生成类药物在ITP的治疗中占据了较为重要的地位。目前，可以刺激或改善血小板生成的药物主要有血小板生成素(thrombopoietin，TPO)受体激动剂以及细胞保护性佐剂等。TPO是血小板产生的主要生理调节剂，TPO与其受体结合，能够引起多种信号转导途径，其中JAK-STAT通路以及MAP激酶途径的激活磷酸化，能够刺激巨核细胞成熟和血小板生成。TPO受体激动剂作用于TPO受体不仅可以直接诱导血小板生成，还可以通过调节Tregs和Bregs调节免疫系统，从而改善患者的生活质量。

沈师博古通今，提出此病中医为紫癜病，病因病机多为邪热内扰、气血亏虚、脾肾阳虚、阴虚火旺而致病，外伤肤损络，内损营血、脏腑，气血阴阳俱损。

沈师通过40年的免疫病临床研究发现，实证者以青少年多见，出血量多，色鲜红，上部出血者多见，治愈后不易复发；虚证者，成人多见，出血量少，色暗淡，下部出血者多见，治后易反复，或迁延难愈。实证者多正值气火旺盛之时，水易亏，火易旺，外邪感时而发，或风寒化热，或湿热内蕴，或热毒亢盛，卫气内伐，损伤营血；虚证者气、痰、瘀、风、湿、火、饮等诸多病邪久居体内，郁而化热，转化为气火、痰热、瘀热，时时损耗正气，则阴阳俱损。治疗着重于化瘀、清热、养阴为主。

临证提倡运用“三药”：牡丹皮、生地、水牛角。牡丹皮具有清热凉血、活血化瘀之功。牡丹皮入血分清热泻火，同时又能散瘀血。生地黄含多糖和糖苷，能调节机体免疫功能，使体液免疫与细胞免疫达到动态平衡。生地具有清热养阴之功，《本草正》认为生地黄“能生血补血，凉心火，退血热”；《本草求真》谓生地黄“力专清热泻火，凉血消瘀”。故生地黄常与清热药相配伍，主要发挥其清热凉血兼生津的功效，该功效特点与温热病易伤阴津的特点甚为合拍，故常与其他凉血、清热、降火之品共用以治热证。用治血分热证可重点选配赤芍、牡丹皮、玄参。水牛角性苦、寒，入心、肝经，擅清热解毒、凉血定惊，可用于热入营血。三药配伍是为经典方犀角地黄汤，沈师常把此方作为免疫病辨治的基础方。三药合用，清热宁血不伤血，凉血散瘀不留弊。

十五、变应性皮肤血管炎的诊治经验

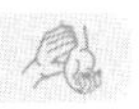

变应性皮肤血管炎(allergic cutaneous vasculitis)是主要累及毛细血管、微静脉、微动脉的小血管坏死性(白细胞碎裂性)血管炎,是皮肤科最常见的血管炎。儿童和成人均可发病,以青年女性多见,最常见的特征性损害是可触及性紫癜(紫癜性斑丘疹)。本病又称过敏性血管炎(hypersensitivity vasculitis),包括过敏性紫癜和低补体血症性荨麻疹性血管炎等,是一组以皮肤小血管炎症为特征的异质性疾病。

变应性皮肤血管炎皮疹呈多样性,包括红斑、丘疹、风团、紫癜、水疱、大疱、脓疱、血疱、斑块、浅表小结节、坏死、溃疡等损害,其他的皮损包括网状青斑。2/3 的病例可有发热及关节肿痛,可有肌痛,全身不适等症状;1/3 的病例有肾脏受累,主要为肾小球肾炎。本病可侵及黏膜,发生鼻出血、咯血、便血;还可以侵犯多种器官,并引起相应的症状。除暴发型及严重内脏损害者,一般可于数周内恢复,预后良好,但部分患者症状反复,治疗颇为棘手。

本病诊断依据为 1990 年美国风湿病学会制定的过敏性血管炎分类标准:①发病年龄>16 岁;②发病前有可疑药物服用史;③皮肤有可触及的紫癜;④一处或多处出现大小不等、扁平、高出皮面的皮疹;⑤皮肤病理可见小静脉及小动脉内、外有中性粒细胞浸润。符合以上 3 项或 3 项以上者可诊断本病。诊断敏感性为 71%,特异性为 83%。

诊断本病须排除链球菌感染后肾小球肾炎、风湿热、SLE、败血症及其他急腹症,如胃肠道出血、肠套叠、胰腺炎等疾病。

当前,关于变应性皮肤血管炎的患病机制仍不明确,有研究发现,感染、异种蛋白及药物等是主要病因;此外,患者接触化学物品,患有 SLE、炎症性肠病、类风湿性关节炎等结缔组织病,冷冻蛋白血症等内科基础疾病也会引发该病。大部分患者找不到病因。本病的发病机制是Ⅲ型变态反应,能诱导免疫复合物形成的抗原很多,约 60%与药物、食物、感染等有关。

皮肤变应性血管炎临床诊断：由于皮肤变应性血管炎与过敏、皮肤病等症状相近，因此，在给予患者诊断时应详尽了解患者病史及相关症状、仔细观察皮疹状态与发病部位，确定小血管是否有受累、血管壁是否存在坏死及中性粒细胞浸润、中粒细胞破碎等现象，若存在上述症状后，即可明确诊断。血常规异常与红细胞沉降率增高是皮肤变应性血管炎患者较普遍存在的现象。在研究中，常能发现红细胞沉降率加快、C 反应蛋白的明显升高等。病理性 ESR 值较生理性 ESR 高，而如果炎性疾病经治疗且痊愈后的 ESR 即会恢复到正常水平，因此，临床常通过检测 ESR 水平来判断疗效；CRP 是炎症急性期最敏感的炎症标志物，炎症急性期、组织损伤等患者的血浆中，CRP 水平也急剧上升，而当病情得以缓解后，CRP 水平又会快速恢复到正常水平；IgA、IgG、IgM 等免疫球蛋白水平能够监督机体免疫平衡。病理组织学检查镜下表现是以真皮上部小血管为中心的节段性分布的白细胞碎裂性血管炎，有真皮毛细血管及小血管尤其是毛细血管后静脉内皮细胞肿胀、血管闭塞、血管壁纤维蛋白渗出、变性及坏死，红细胞外溢，血管壁及周围中性粒细胞的浸润伴有核碎裂，有少数嗜酸性粒细胞及单核细胞浸润。

有研究认为，变应性皮肤血管炎的发病是外感湿邪或湿热之邪蕴于肌肤，郁而化热，气血凝滞，日久血络损伤，病程日久，则迁延成毒，形成湿毒、热毒、瘀毒、血热等互相胶结之复杂病机。《素问・太阴阳明论》云："伤于湿者，下先受之。"又《灵枢・百病始生》言"清湿袭虚，病起于下"，湿为阴邪，易趋下，袭阴位。本病皮损好发于下肢，尤以小腿为多。《医宗金鉴》曰："此症生于腿胫……轻则色紫，重则色黑，溃破脓水浸损好肉，破烂日久不敛，乃暴风疾雨，寒湿暑火，侵入肌肤而成也。"故变应性皮肤血管炎发病当责之"湿热""血瘀""火毒"。

沈师提出此病中医为血脉痹，病因病机为本虚标实，本虚为肾阴不足，标实为热、瘀、痰、毒，血络瘀滞，经脉痹阻，卫气内伐，外伤肤损络，内损营血、脏腑和三焦，即"7＋1"致痹理论。沈师通过 40 年的临床研究细究病机，发现患者多正值气火旺盛之时，水易亏，火易旺，多阴虚火旺；正气虚弱，易受外邪的侵袭，外邪感时而发，或风寒化热，或湿热内蕴，或热毒亢盛;气、痰、瘀、风、湿、火、饮等诸多病邪久居体内,郁而化热,转化为气火、痰热、瘀热,时时损耗正气,病久必虚,由实证转化成虚证,则虚火内盛。如长期服用激素,则药毒亦可化热。

沈师辨病时科学地认识到免疫病的病理特点,以中药功效和现代中药药理两大理论为基础来筛选中药,以期获得最佳疗效。在凉血活血药物中选用具有抑制抗体作用的中药如生地黄、莪术、苦参、金雀根、虎杖等以调节免疫,选用具有抗血管内皮炎症和抗血管内栓塞作用的中药如生地黄、水牛角、莪术、赤芍、牡丹皮、郁金等以抗血管炎。

十六、自身免疫性肝病的诊治经验

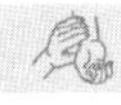

自身免疫性肝病(autoimmune liver diseases, AILD)与病毒感染、酒精、药物、遗传等其他因素所致肝病不同,是一组由异常自身免疫反应介导的慢性肝胆系统炎症性疾病,突出特点是血清中存在自身抗体。主要包括自身免疫性肝炎(autoimmune hepatitis, AIH)、原发性胆汁性胆管炎(primary biliary cholangitis, PBC)(既往称为原发性胆汁性肝硬化)、原发性硬化性胆管炎(primary sclerosing cholangitis, PSC)和 IgG4 相关硬化性胆管炎(IgG4-related sclerosing cholangitis, IgG4 - SC)以及同时兼具两种病变特点的重叠综合征,如 AIH/PBC、AIH/PSC 等重叠综合征。

这些疾病虽然发病部位与机制不尽相同,但都具有相似的临床表现,如果病情未得到控制,均可进一步发展为肝硬化等终末期肝病,严重威胁患者健康。近年来,虽然对这些疾病的认识不断深入,相应诊断治疗水平也不断提高,但尚存在许多有待解决的问题,如病理机制有待进一步明确,有些特殊类型的患者诊断与鉴别诊断困难,尤其在治疗上,虽然糖皮质激素与熊去氧胆酸的使用使许多患者症状得到缓解,但仍存在较多无明显应答的难治性患者等。

下面介绍三种主要的自身免疫性肝病。

1. 自身免疫性肝炎(AIH)

自身免疫性肝炎是一种慢性进展性自身免疫性肝病，女性患者多见。大多起病隐袭，临床症状及体征各异。大部分患者临床症状及体征不典型。常见症状包括乏力、恶心、呕吐、上腹部不适或疼痛、关节痛、肌痛、皮疹等。部分患者无明显临床症状及体征，只有在生化检查出肝功能异常后才发现。少数患者表现为急性、亚急性甚至暴发性起病。部分患者伴发其他自身免疫性疾病，如自身免疫性甲状腺炎、毒性弥漫性甲状腺肿(Graves病)、干燥综合征、类风湿关节炎等。

自身免疫性肝炎的实验室检查可有血清转氨酶升高，早期患者胆红素水平正常或仅有碱性磷酸酶水平轻度升高；高丙种球蛋白血症，主要表现为IgG水平升高；血清中主要自身抗体为ANA和(或)抗平滑肌抗体(SMA)和(或)或抗肝肾微粒体-1抗体阳性(滴度≥1∶80)，其他可能出现的自身抗体还包括核周型抗中性粒细胞胞质抗体、抗可溶性肝抗原抗体/肝胰抗原抗体、抗肌动蛋白抗体、抗肝细胞胞浆1型抗体和抗唾液酸糖蛋白受体抗体等。

本病病理表现以界面性肝炎为主要特征，在较严重的病例可发现桥接坏死、肝细胞玫瑰花结样改变、结节状再生等组织学改变。随着疾病的进展，肝细胞持续性坏死，肝脏出现进行性纤维化，最终可发展为肝硬化。

2. 原发性胆汁性胆管炎(PBC)

本病好发于50岁以上女性，尽管通常进展缓慢，但生存率较同性别及同龄人群为低，发病机制仍未完全阐明，治疗上也缺乏特异手段。临床表现为乏力、皮肤瘙痒、门脉高压、骨质疏松、黄疸、脂溶性维生素缺乏、复发性无症状尿路感染等，还可以伴有其他自身免疫病如干燥综合征、系统性硬化、自身免疫性甲状腺炎等。

肝源性血清碱性磷酸酶和γ谷氨酰转肽酶升高是本病最常见的生化异常。尽管诊断时少数患者有以直接胆红素为主的血清胆红素升高，但高胆红素血症多为本病晚期的表现，并提示预后不佳。血清线粒体抗体

(AMA)阳性是诊断本病的重要免疫指标。通常呈现为高滴度(>1∶40),而低滴度(<1∶40)AMA阳性对PBC诊断并无特异性。AMA的M2亚型对PBC诊断的特异性可高达95%。PBC可出现ANA(抗核抗体)和SMA(抗平滑肌抗体)阳性,间接免疫荧光法抗核抗体表型可出现核被膜型、核点型以及着丝点型等。如合并其他自身免疫病如干燥综合征、自身免疫性甲状腺炎可出现抗SSA、抗SSB抗体、抗甲状腺抗体等。如果PBC的诊断不明确或有血清胆红素的突然升高,则需进行胆管成像检查。PBC患者免疫球蛋白的升高以IgM为主,IgA通常正常。合并其他自身免疫病如干燥综合征较易出现IgG升高。PBC病理学上分为四期。肝活检见肝纤维化和肝硬化提示预后不良。

3. 原发性硬化性胆管炎(PSC)

原发性硬化性胆管炎是一种特发性且异质性很大的肝胆疾病,主要特点是进展性的胆管炎症及纤维化,最终造成胆汁郁积。原发性硬化性胆管炎的发病机制尚不清楚,目前临床上也缺乏有效的治疗手段,小部分的患者可以通过肝移植存活。以男性稍多见。

症状常以逐渐出现的瘙痒起病,起初不伴有黄疸,黄疸发生多在6~24月之后,表现为慢性间歇性或进行性阻塞性黄疸。可伴右上腹阵发性疼痛、纳差、恶心呕吐等。全身表现以乏力、嗜睡、体重下降、间歇性发热较常见。而最常见的体征为肝脾大。60%~80%的患者可并发炎症性肠病(IBD),20%患者还可并发胆管癌。

实验室检查可见,碱性磷酸酶水平升高2倍且持续至少6个月;免疫检查中自身抗体检查多数PSC患者抗结肠抗体、抗中性细胞核抗体、抗中性粒细胞胞质抗体阳性,这些抗体在不伴有PSC的溃疡性结肠炎患者中阳性率也很高。相反抗线粒体抗体、抗平滑肌抗体和抗核抗体一般阴性。血免疫球蛋白升高,以IgM为主。HLA DRW52a阳性。影像学检查主要依靠内镜逆行胰胆管造影(ERCP)或磁共振胰胆管成像(MRCP),图像显示为胆管普遍性或局限性狭窄,胆管分支减少并僵硬变细,或呈节段性狭窄。需要注意的是确诊为PSC需要排除各种因素(常见如结石、肿瘤)导致的继发性硬化性胆管炎。

鉴于自身免疫性肝病临床表现复杂，诊断与鉴别诊断困难，同一疾病在不同的发展阶段表现也各异，有学者提出以“病证结合”来诊治自身免疫性肝病。自身免疫性肝病以症状看，可属于中医学“虚劳”“黄疸”“胁痛”“积聚”“臌胀”等病，但这些诊断以主症为主要依据，可能存在主症过多、难分主次，或主症过少、难以辨识，或症的特征不清、内涵模糊等局限。随着医学发展和社会进步，中医临床采用现代医学的疾病诊断方法也越来越普遍。在本病，先明确西医疾病诊断，再分辨中医证候特征。一般认为，对自身免疫性肝炎，炎症活动期患者肝胆湿热明显，而静止期多肝肾阴虚。对原发性胆汁性胆管炎，早期以疏肝理气为主，中期以活血化瘀为主，后期以补气养血为要。对原发性硬化性胆管炎，早期以清热利湿为主，中期以活血化瘀、健脾扶正为主，后期以健脾补肾、活血利水为主，利胆退黄为其总的治疗原则。

大部分学者认为本病属本虚标实，以肝肾阴虚为本，兼有脾虚，湿热、瘀血为标。

沈师仍以“7＋1”病因病机论来对本病进行辨证论治，认为本病以肝肾阴虚为本，临床以风、湿、热、瘀、毒为标多见。

十七、抗中性粒细胞胞质抗体相关性血管炎的诊治经验

在系统性血管炎中，有一组疾病其血清抗中性粒细胞胞质抗体(ANCA)阳性，称为抗中性粒细胞胞质抗体相关性血管炎(antineutrophil cytoplasmic antibody associated vasculitis)。本病主要累及中小血管，临床常见类型有：肉芽肿性多血管炎(Wegener granulomatosis，WG)、嗜酸性肉芽肿性多血管炎(Churg-Strauss syndrome，CSS)和显微镜下多血管炎(microscopic polyangitis，MPA)，也可有药物(如丙硫氧嘧啶、肼苯达嗪、青霉胺等)、肿瘤、感染诱发血管炎。

本病病因未明，研究认为本类疾病的发生有可能是在某些遗传背景下由某些环境因素诱发的。肉芽肿性多血管炎患者鼻腔黏膜中可以检测到

金黄色葡萄球菌，且持续存在金黄色葡萄球菌的患者复发率较高。革兰阴性杆菌可诱发溶酶体膜蛋白抗体产生，可参与肉芽肿性多血管炎的发病。近年来研究表明，抗中性粒细胞胞质抗体（ANCA）可与中性粒细胞及单核细胞中的颗粒结合或通过膜上 Fc 端结合，致溶酶体反应和大量自由基释放，而导致血管炎症或血管坏死。

ANCA 相关性血管炎具有非免疫复合物性小血管炎的基本病理特征。血管壁有细胞浸润和坏死，纤维素样物沉积，血管内皮水肿，增殖，使血管腔狭窄、闭塞引起组织缺血、坏死。在肉芽肿性多血管炎，在炎性血管的周围伴有细胞浸润形成的肉芽肿，最常侵犯的部位在鼻旁窦、鼻咽腔、气管黏膜、肺间质和肾小球。显微镜下多血管炎是一种主要累及小血管的系统性坏死性血管炎，可侵犯肾脏、皮肤和肺等脏器的小动脉、微动脉、毛细血管和微小静脉。因其主要累及包括静脉在内的小血管，故现多称为显微镜下多血管炎。1993 年，Chapel Hill 会议将显微镜下多血管炎单独定义为一种主要累及小血管，无免疫复合物沉积的坏死性血管炎。本病男性多见，男女之比约为 2∶1，多在 50～60 岁发病，国外发病率为（1～3）/10 万人，我国的发病率尚不清楚。病变主要累及肾脏、皮肤、肺和胃肠道，病理特征为小血管的节段性纤维素样坏死，无坏死性肉芽肿性炎，在小动脉、微动脉、毛细血管和静脉壁上，有多核白细胞和单核细胞的浸润，可有血栓形成。在毛细血管后微静脉可见白细胞破碎性血管炎。肾脏病理特征为肾小球毛细血管丛节段性纤维素样坏死、血栓形成和新月体形成，坏死节段内和周围偶见大量中性粒细胞浸润。免疫学检查无或仅有稀疏的免疫球蛋白沉积，极少有免疫复合物沉积，这具有重要的诊断意义。肺组织活检示肺毛细血管炎、纤维化，无或极少免疫复合物沉积。肌肉和腓肠神经活检可见小到中等动脉的坏死性血管炎。嗜酸性肉芽肿性多血管炎典型的病理改变为：①组织及血管壁大量的嗜酸性粒细胞浸润；②血管周围肉芽肿形成；③节段性纤维素样坏死性血管炎。其中嗜酸性粒细胞浸润以及坏死性血管炎并非特异性，亦可见于其他疾病，如肉芽肿性多血管炎和结节性多动脉炎（polyarteritis nodosa，PAN）。典型的血管外肉芽肿则相对特异。

全身症状可有发热、乏力、厌食、关节痛和体重减轻。呼吸道症状主要有流涕、鼻窦炎、鼻黏膜溃疡和结痂、鼻出血、鼻中隔穿孔、鼻骨破坏、咳嗽、咯血和声音嘶哑等上呼吸道症状。肉芽肿性多血管炎、显微镜下多血管炎、嗜酸性肉芽肿性多血管炎患者可有肺部受累,有咳嗽、咯血、胸闷、气短以及肺内阴影。可见呼吸窘迫,肺部可闻及干湿啰音。肾脏损害多数患者出现蛋白尿、镜下血尿、各种管型、水肿和肾性高血压等,部分患者出现肾功能不全和肾功能衰竭。多数患者可以出现神经系统受累。最常见为周围神经病变,系供应神经的血管炎导致缺血所致。约70%的患者有关节和肌肉受累,表现为关节、肌肉疼痛。皮肤可出现各种皮疹,以紫癜及斑丘疹多见,也可表现为网状青斑、皮肤溃疡、皮肤坏死、坏疽以及肢端缺血及荨麻疹。因胃肠道血管受累,可有消化道出血、腹痛、肠穿孔。个别患者可发生急性胰腺炎。

患者在急性期红细胞沉降率明显增快,C反应蛋白升高;白细胞、血小板计数升高,贫血,血清免疫球蛋白增高,类风湿因子阳性,尿沉渣可出现镜下血尿(红细胞>5/高倍视野)或出现红细胞管型,后者对肾小球肾炎有诊断意义。抗中性粒细胞胞质抗体(ANCA)在荧光显微镜检查时分为胞质型(c-ANCA)和核周型(p-ANCA)。胞质型ANCA其靶抗原为蛋白酶-3(PR-3);核周型为髓过氧化物酶(MPO)。90%以上活动期肉芽肿性多血管炎患者c-ANCA阳性,病情静止时60%~70%的患者阳性。80%的MPA患者ANCA阳性,其中约60%抗原是髓过氧化物酶阳性(MPO-ANCA),肺受累者常有此抗体。40%嗜酸性肉芽肿性多血管炎患者可有ANCA阳性,主要是p-ANCA。

肉芽肿性多血管炎患者胸片显示双肺多发性病变,以下肺多见,病灶呈结节样、粟粒样、局灶性浸润,可有空洞形成,具迁移性,也可自行消失,系本病的特点。出现弥漫的毛玻璃样改变,肺透亮度下降,提示肺泡出血可能;MPA患者胸部X线及肺部CT检查在早期可发现无特征性肺部浸润影或小泡状浸润影,双侧不规则结节片状阴影,肺空洞少见,可见继发于肺泡毛细血管炎和肺出血弥漫性肺实质浸润影。中晚期可出现肺间质纤维化;嗜酸性肉芽肿性血管炎患者胸片无特征性,多变性肺部阴影是其特点。多数患者呈现肺内浸润性病变，可呈结节状或斑片状阴影，边缘不整齐，弥漫性分布，很少形成空洞，阴影可迅速消失。部分患者伴有胸腔积液。

临床呈全身多系统受累表现时，应高度怀疑本病的可能。病变部位组织活检如见到典型的少免疫沉积性小血管炎病变，如以小血管炎为中心的肉芽肿形成，小血管局灶节段性纤维素样坏死则可以确诊。肾活检较为安全常用，且检出阳性率高，其常见的典型病理改变是肾小球毛细血管袢纤维素样坏死及新月体形成。目前尚无公认的ANCA相关性血管炎的诊断（分类）标准。1990年美国风湿病协会提出了韦格纳肉芽肿诊断意见；嗜酸性肉芽肿性血管炎诊断目前多采用美国风湿病学会1990年制订的标准。如出现系统性损害并有肺部受累、肾脏受累及出现可触及的紫癜应考虑MPA的诊断，尤其是还有MPO-ANCA阳性者。肾活检及皮肤或其他内脏活检有利于MPA的诊断。

中医传统典籍中并无"系统性小血管炎""多血管炎"等病名，现代多数医家根据疾病的临床证候，将其归于中医"血痹"范畴。当病变累及肾脏时又归于"尿血""水肿""关格""虚劳"等范畴，累及肺时又归于"咳嗽""咯血""喘证"等范畴。该病病位在小血管，相当于中医的"络脉"。清初名医喻嘉言在《医门法律·络脉论》中说："十二经生十二络，十二络生一百八十系络，系络分支为一百八十缠络，缠络分支联系三万四千孙络，孙络之间有缠绊。"由此可见，中医的络脉在结构定位上与现代医学的毛细血管网有相似之处，故该病具有中医"络病"的特征。由于络脉细小迂曲的结构特点决定了络脉中气血运行缓慢，易因各种致病因素滞留积聚，难以清除，出现络脉壅塞、癥积形成等病证。清代名医叶天士提出："初为气在经，久则血伤入络"。现代也有学者认为，不仅久病可入络，急性病变也存在虚、瘀、毒入络入血的病理变化，邪入络脉标志着疾病的发展和深化。故本病基本病理为络脉阻滞，病机特点是本虚标实，多损害肺、脾、肾三脏。或年老体虚，导致脏腑功能失调；或感受外邪、或内生邪实，邪伏血络，络脉不通导致诸症丛生。由于肺失通调、脾失健运、肾失气化致水液滞留，故见水肿和尿少；湿热壅滞，肺失宣肃，故见咳嗽；湿热互结，热伤血络，故见咯血、尿血；脾不升清，肾失固涩，故可见尿浊（蛋白尿）；湿热蕴浊，弥漫三焦，升降开阖失序，清浊不分，故见神志不清、恶心呕吐、尿闭等症。其中有因虚致实，也有因实致虚，如此反复，使病情迁延，难以治愈。

沈师认为，本病属于本虚标实之证，以肾虚为本，热、瘀、毒为标多见，多累及肺、肾两脏。治疗以补肾益肺为主，佐以化瘀、清热、解毒。本病症状复杂多变，可随症加减。

跟师临床

一、类风湿关节炎案与析

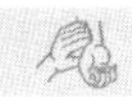

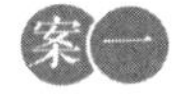

临床案例

案一 仝某，男，56岁。2020年3月4日初诊。

患者5年前无明显诱因下出现双手关节疼痛，以腕关节、近端指间关节为主，外院诊断为“类风湿关节炎”，予甲氨蝶呤片、来氟米特片口服，症状有所缓解。目前仍有左侧腕关节、拇指掌指关节疼痛，口服甲氨蝶呤片每周5 mg，来氟米特片每日10 mg。查体：左侧腕关节、拇指掌指关节肿胀、压痛。舌红，苔薄黄，脉弦。

【中医诊断】 尪痹。

【证候诊断】 肝肾不足，痰瘀热毒内蕴。

【西医诊断】 类风湿关节炎。

【治则】 清热解毒，化瘀豁痰。

【处方】

羌活27 g　地黄27 g　忍冬藤30 g　关白附18 g　川乌9 g　金雀根30 g　黄芩30 g　葶苈子30 g　白芥子9 g　莪术27 g　陈皮6 g　佛手6 g

藿香 9 g　吴茱萸 3 g　香附 9 g　高良姜 9 g　木香 9 g　白豆蔻(后下) 3 g　木瓜 27 g　苦参 27 g　黄连 9 g　14 剂

【二诊】 2020 年 4 月 1 日。患者手、腕关节疼痛程度稍有缓解。舌红,苔薄黄,脉弦滑。继予原方 14 剂。

【三诊】 2020 年 4 月 29 日。患者手、腕关节疼痛明显缓解。随访实验室检查:抗环瓜氨酸肽抗体 345 RU/mL,类风湿因子 168 IU/mL,红细胞沉降率 17.5 mm/h, C 反应蛋白 4.5 mg/L,肝肾功能正常范围。舌红,苔薄黄,脉弦。继予原方 14 剂。

【四诊】 2020 年 5 月 13 日。患者右手腕稍有疼痛,活动不利。舌红,苔薄黄,脉弦滑。继予原方 14 剂。

【五诊】 2020 年 5 月 27 日。患者左手第二掌指关节稍肿痛,右手腕稍有疼痛。查体左手第二掌指关节肿胀,轻度触痛。右侧腕关节轻度触痛。舌红,苔薄黄,脉弦。继予原方 14 剂。

【六诊】 2020 年 6 月 10 日。患者左手第二掌指关节稍肿痛,右手腕稍肿胀,无明显疼痛。查体左手第二掌指关节肿胀,轻度触痛。右侧腕关节无触痛。舌红,苔薄黄,脉弦。继予原方 14 剂。

【七诊】 2020 年 6 月 24 日。患者双侧腕关节少许僵硬感,无明显疼痛。已停用甲氨蝶呤片。舌红,苔薄黄,脉弦。继予原方 14 剂。

临证心得

本患者发病日久,痰、瘀、热蕴而化毒,阻于关节经络,不通则痛,故手关节疼痛、肿胀。其舌红为肾阴虚之象,苔黄为热象,脉弦主痛证。沈师处方以“羌活地黄汤”加减,方中羌活祛风湿、利关节;生地滋阴补肾;黄芩、苦参、黄连清热燥湿;金雀根、莪术活血止痛;白附子、制川乌温经止痛;白芥子豁痰利气。至于陈皮、藿香、香附、豆蔻之属,为顾护脾胃而设。其中黄连、吴茱萸有“左金丸”之意,可降逆止呕,治嘈杂吞酸。诸药合用,补虚泻实,标本兼顾。

案二 桂某，女，72岁。2020年3月25日初诊。

患者5年前无明显诱因下出现双手关节疼痛，以掌指关节、近端指间关节为主，2年前外院诊断为“类风湿关节炎”，予甲氨蝶呤片口服，症状有所缓解。目前仍有双手掌指关节，近端指间关节疼痛、弯曲困难，伴恶心，纳差，大便偏稀。口服甲氨蝶呤片每周7.5 mg。查体：双手掌指关节、近端指间关节肿胀、压痛。舌红，干裂，少苔，脉弦细。2020年3月4日检查：血常规正常，红细胞沉降率113 mm/h，类风湿因子469 IU/mL，抗环瓜氨酸肽抗体649 RU/mL，抗核抗体1∶100，胞质型，ANCA(－)。

【中医诊断】 尪痹。

【证候诊断】 肝肾不足，瘀热毒内蕴。

【西医诊断】 类风湿关节炎。

【治则】 补肝肾，祛风，清热解毒，止痛。

【处方】

羌活27 g　生地黄27 g　忍冬藤30 g　黄芩27 g　青蒿27 g　金雀根30 g　苦参18 g　川乌9 g　关白附18 g　莪术27 g　南沙参12 g　北沙参12 g　半夏9 g　白芥子6 g　陈皮6 g　佛手6 g　藿香9 g　紫苏梗9 g　茯苓12 g　甘草3 g　白豆蔻(后下)3 g　炮姜炭12 g　14剂

【二诊】 2020年4月22日。患者手关节疼痛较前稍缓，手指可弯曲。胃纳有所好转，但仍时有恶心。舌红，干裂，少苔，脉弦细。原方加刀豆子18 g、木瓜27 g，14剂。

【三诊】 2020年5月6日。患者手关节疼痛缓解，出现右肩痛，不能转侧，伴右踝关节疼痛，口苦，低热(37.5℃)，自服美洛昔康(莫比可片)。舌红，少苔，脉弦细。予前方，关白附改为27 g，14剂。

【四诊】 2020年6月3日。患者手、肩、踝等关节疼痛缓解，胃纳好转，无发热。膝关节酸软，自觉步行时右膝关节绷紧感，疲劳，乏力，自汗，夜寐不安。5月13日在中山医院查膝关节摄片：双膝关节轻度退变。舌红，苔薄白，脉弦细。前方减去青蒿、川乌、南北沙参、茯苓，加葶苈子30 g、生石膏30 g、木瓜27 g、首乌藤30 g，关白附改为18 g，苦参改为27 g，

14 剂。

【五诊】 2020 年 7 月 1 日。患者乏力，膝关节酸软有所减轻，手关节等疼痛减轻。便秘。舌红，苔薄白，脉弦细。前方加虎杖 30 g、川乌 9 g，14 剂。

【六诊】 2020 年 7 月 21 日。患者自行停用川乌后出现膝关节疼痛。舌红，苔薄白，脉弦细。继予前方 14 剂。

【七诊】 2020 年 9 月 2 日。患者胃纳好转，仍有步行乏力。膝关节偶有疼痛，轻度便秘。无手关节、踝关节、肩关节疼痛。舌红，苔薄白，脉弦细。前方加羊蹄根 30 g，14 剂。

临证心得

患者多关节疼痛，抗 CCP 抗体、红细胞沉降率明显升高，为类风湿关节炎活动之象，处方以沈师治疗类风湿关节炎经验方“羌活地黄汤”加减，该方具有调节免疫、抗变态反应、抗炎镇痛、抗血管炎等多重现代药理作用。患者有胃纳不适、膝关节绷紧感、低热、乏力、便秘等多种并发症状，从方药中可以看出许多沈师随症加减的经验用法。如刀豆子止呃逆止呕，沈师认为效果比丁香、柿蒂为佳；木瓜、苦参可以降低环瓜氨酸肽抗体；关节有积液可加用葶苈子；疼痛控制不理想关白附可加大剂量；虎杖含有蒽醌类成分，轻度便秘可以用之通便，效果不佳可予大黄。

案三 施某，女，58 岁。2020 年 4 月 15 日初诊。

患者近 5 年来发现双侧腕、掌指关节等处肿痛，胸部 CT 发现肺结节。外院就诊诊断为“类风湿关节炎”。曾服用蚂蚁制剂等无效。查体双侧腕关节肿胀、压痛。舌淡，苔薄白，脉弦。

【中医诊断】 尪痹。

【证候诊断】 肝肾不足，风湿痰热痹阻。

【西医诊断】 类风湿关节炎。

【治则】补肝肾，祛风湿，清热解毒，豁痰蠲饮。

【处方】

羌活 27 g　忍冬藤 30 g　黄芩 27 g　生地 27 g　金雀根 30 g　关白附 18 g　白芥子 9 g　葶苈子 30 g　陈皮 6 g　佛手 6 g　香橼 9 g　甘草 3 g　14 剂

【二诊】2020 年 4 月 29 日。患者关节疼痛稍缓解，有手部皮肤瘙痒。舌淡，苔薄白，脉弦。2020 年 4 月 15 日实验室检查：血常规正常范围；C 反应蛋白 3.12 mg/L；红细胞沉降率 24 mm/h，类风湿因子 98.8 IU/mL，ANCA(－)，抗 CCP 抗体 94 RU/mL，抗核抗体 1∶100，颗粒型，抗 ENA(－)，抗 ds－DNA(－)。原方加白鲜皮 30 g，14 剂。

【三诊】2020 年 5 月 13 日。患者腕关节、掌指关节疼痛有缓解，仍有手部皮肤瘙痒。舌淡，苔薄白，脉弦滑。继予前方 14 剂。

【四诊】2020 年 5 月 27 日。患者腕关节、掌指关节疼痛缓解，有右踝关节轻度疼痛，口苦，反酸，咳嗽，夜寐不安，早醒，大便 2～3 次/日，质稀。舌淡，苔薄白，脉弦滑。前方减白鲜皮，加煅瓦楞 30 g，14 剂。

【五诊】2020 年 6 月 10 日。患者右手腕稍疼痛，咳嗽，喉中有痰，鼻衄。舌淡，苔薄白，脉弦。继予前方 14 剂。

【六诊】2020 年 6 月 24 日。患者鼻衄止，手、踝关节疼痛较前缓解。仍有口苦。舌淡，苔薄白，脉弦。继予前方 14 剂。

【七诊】2020 年 7 月 8 日。患者右侧腕关节僵硬，轻度疼痛。有反酸，胃脘隐痛。舌淡白，苔薄白，脉弦。予前方加黄连 9 g、吴茱萸 3 g、藿香 9 g，14 剂。

【八诊】2020 年 7 月 22 日。患者手、踝等关节疼痛缓解，胃脘隐痛、反酸好转。舌淡白，苔薄白，脉弦。继予前方 14 剂。

【九诊】2020 年 8 月 5 日。患者无明显关节疼痛，胃脘稍有胀闷不适。舌淡白，苔白，脉弦。前方加白豆蔻(后下)3 g，14 剂。

【十诊】2020 年 8 月 19 日。患者近日吹空调后左侧踝关节隐痛，右侧肋部稍有疼痛。胃脘胀，嗳气。舌淡白，苔白，脉弦滑。继续前方 14 剂。

临证心得

类风湿关节炎是一种以侵蚀性关节炎为主要表现的全身性自身免疫病。目前尚无根治性疗法，预后与病程长短、病情程度及治疗有关，大多数RA患者经系统规范的内科治疗可以临床缓解。不管是中医还是西医的疗法，都需要正规的治疗，不要迷信所谓的“神药”和“特效药”，以免耽误病情，还可能造成未知的伤害。

案四 傅某，女，66岁。2020年4月22日初诊。

患者近1年来手关节僵硬，以晨僵为主，疼痛。查体右侧第二近端指间关节稍肿胀，压痛。舌红，少苔，脉弦。2019年实验室检查：类风湿因子68.9 IU/mL；2020年1月11日实验室检查：血常规正常范围，C反应蛋白＜0.5 mg/L，红细胞沉降率11 mm/h，肝功能正常；肾功能正常；类风湿因子63.3 IU/mL，抗CCP抗体57 RU/mL；免疫球蛋白、补体均在正常范围，抗核抗体（—），抗ds-DNA抗体（—），抗ENA抗体（—）。

【中医诊断】尪痹。

【证候诊断】肝肾不足，风湿热痹阻。

【西医诊断】类风湿关节炎。

【治则】补肝肾，祛风湿，清热解毒。

【处方】

羌活18 g　生地30 g　忍冬藤30 g　黄芩27 g　关白附18 g　白芥子9 g　金雀根30 g　木瓜27 g　香橼9 g　香附9 g　陈皮6 g　佛手6 g　甘草3 g　14剂

【二诊】2020年5月6日。患者手关节疼痛稍有缓解，仍有关节僵硬。舌红，少苔，脉弦。继予原方14剂。

【三诊】2020年5月13日。患者手关节疼痛较前减轻，关节晨僵缓解。舌红，少苔，脉弦。继予原方14剂。

临证心得

该患者症状较轻，发病时间短，抗 CCP 抗体等指标不甚高，尚属早期类风湿关节炎，患者关节无明显变形，若无实验室检查指标很难早期诊断“类风湿关节炎”，也就难以对疾病预后、转归作出合理的判断，也难以了解疾病的本质。可见中西医结合，合理运用现代医学的实验室检查，有利于中医的现代化。

用药点滴

羌　活

沈师虽然常年从事中医风湿免疫性疾病的诊治，但临床上使用较多的药物是清热解毒、活血化瘀类药物，祛风湿药物并不是很多，羌活就是沈师常用的一味祛风湿药物，是沈师治疗类风湿关节炎经验方“羌活地黄汤”中的一味主药。

羌活为伞形科植物羌活或宽叶羌活的干燥根茎及根。性味辛、苦，温。归膀胱、肾经，具有散寒、祛风、除湿、止痛的功效，用于风寒感冒头痛、风湿痹痛、肩背酸痛。《日华子本草》称其“治一切风并气，筋骨拳挛，四肢羸劣，头旋眼目赤疼及伏梁水气，五劳七伤，虚损冷气，骨节酸疼，通利五脏”。羌活祛风湿的作用甚为显著，为祛风胜湿常用之品，但一般认为本品以风湿痹痛在身半以上者为宜，如周身痹痛，可配防风、独活等同用。对于头痛病症，多配合川芎、细辛等应用。但本品气味浓烈，用量过多，易致呕吐，故在使用时必须注意患者的胃脘情况，掌握适当剂量，沈师常用羌活剂量为 9～18 g，且使用时常规会配合藿香、香附、豆蔻、陈皮、佛手等理气和胃药物同用。

现代药理研究表明，羌活根茎含香豆精类化合物等，具有解热、抗炎作用。能减少实验动物组织肿胀，抑制迟发型超敏反应。

羌活为沈师临床喜用，但几乎不用独活，对此，沈师解释说是因为独活的胃肠道不良反应较羌活大，而且据他的临床经验羌活疗效优于独活。

木　瓜

沈师在治疗类风湿关节炎、系统性红斑狼疮患者时，遇到抗环瓜氨酸肽抗体、抗ds-DNA抗体偏高的患者，喜欢使用苦参及木瓜这两味药物，由于苦参口感苦，易影响患者长期服药依从性，所以抗体轻度升高的患者沈师更倾向使用木瓜。

木瓜为蔷薇科植物贴梗海棠的干燥近成熟果实。味酸，性温，归肝、脾经，具有平肝舒筋、和胃化湿的功效，用于湿痹拘挛、腰膝关节酸重疼痛、吐泻转筋、脚气水肿。治风湿痹痛时一般用于腰膝酸痛者居多，常与虎骨等配用。为治吐泻转筋之要药，用于暑湿霍乱、吐泻转筋之症，可配伍薏苡仁、蚕砂、黄连、吴茱萸等药同用。此外，本品又为治脚气肿痛要药，可配伍吴茱萸、紫苏、槟榔同用。尚有消食作用，可用于消化不良症。《本草正》归纳说："木瓜，用此者用其酸敛，酸能走筋，敛能固脱，得木味之正，故尤专入肝益筋走血。疗腰膝无力，脚气，引经所不可缺，气滞能和，气脱能固。以能平胃，故除呕逆、霍乱转筋，降痰，去湿，行水。以其酸收，故可敛肺禁痢，止烦满，止渴。"

现代药理研究表明，木瓜中提取的黄烷醇类化合物，具有调节细胞免疫的作用。

运用木瓜降低患者抗环瓜氨酸肽抗体，抗ds-DNA抗体等抗体，从而提高疗效，是沈师的用药经验，既符合传统上该味药治风湿痹痛的记载，也符合现代药理的相关研究结论，具体有效成分值得进一步研究。

川乌、草乌

沈师在治疗类风湿关节炎等关节疼痛较为明显的患者时，会加用川乌、草乌。川乌和草乌统称乌头，是同一种系下的两种不同的植物。川乌的根是团块状，侧根就是附子，炮制后就是常用的附片。因为是附生于川乌的主根上，故名附子。草乌的根是长块状，没有附子。两者功效类似，川乌的毒性小一点，草乌的毒性大一点。

以川乌为例。川乌为毛茛科植物乌头的干燥母根，味辛、苦，性热，有大毒，归心、肝、肾、脾经，功能祛风除湿、温经止痛，用于风寒湿痹、关节疼痛、心腹冷痛、寒疝作痛、麻醉止痛。一般炮制后用，生品内服宜慎，不宜与贝母类、半夏、白及、白蔹、天花粉、瓜蒌类同用。一般在中药的配方里，制川乌的用量多为3～6 g，一般不超过9 g。使用的关键是久煎，最好煎煮两个小时以上，可以有效地降低毒性。故沈师开具此药必叮嘱患者自己煎药，需久煎。另外同干姜、甘草同用，也可降低毒性。《神农本草经》说川乌："主中风，恶风洗洗出汗，除寒湿痹，咳逆上气，破积聚寒热。"

现代药理研究表明，川乌主要含乌头碱、中乌头碱、塔技乌头胺、杰斯乌头胺等化学成分。具有抑制组胺、5－HT所致大鼠皮肤毛细血管通透性亢进，抑制巴豆油所致肉芽囊的渗出和增生等抗炎作用，还能抑制卡拉胶所致大鼠胸腔渗液及白细胞向炎症灶内的聚集，明显减少渗出液中的白细胞总数、抑制大鼠可逆性被动Arthus反应及结核菌素所致大鼠皮肤迟发型超敏反应，对于大鼠佐剂性关节炎也有一定抑制作用，川乌总碱能显著减少卡拉胶性渗出物中前列腺素E(PGE)的含量；此外还有镇痛、降血糖等作用。

葶苈子

沈师在治疗类风湿关节炎膝关节积液时喜用葶苈子。

葶苈子为十字花科植物独行菜或播娘蒿的干燥成熟种子。前者习称"北葶苈子"，后者习称"南葶苈子"。本品味辛、苦，性大寒，归肺、膀胱经，功效泻肺平喘、行水消肿，临床用于痰涎壅肺、喘咳痰多、胸胁胀满、不得平卧、胸腹水肿、小便不利以及肺源性心脏病水肿等疾病。《本草纲目》中说："葶苈甘苦二种，正如牵牛黑白二色，急缓不同；又如葫芦甘苦二味，良毒亦异。大抵甜者下泄之性缓，虽泄肺而不伤胃；苦者下泄之性急，既泄肺而易伤胃，故以大枣辅之。然肺中水气膹满患者，非此不能除，但水去则止，不可过剂尔。既不久服，何致伤人，《淮南子》云：'大戟去水，葶苈愈胀，用之不节，乃反成病。'亦在用之有节。"

独行菜种子含脂肪油、芥子苷、蛋白质、糖类。播娘蒿种子含挥发油，为异硫氰酸苄酯、异硫氰酸烯丙酯、二烯丙基二硫化物等，种子中尚分出两种强心苷，其一名七里香苷甲。播娘蒿、北美独行菜及独行菜的干燥种子之醇提取物，均表现强心作用。葶苈子还有利尿、平喘、抗菌等作用。

前贤对使用葶苈子颇多顾忌，如李东垣认为葶苈子气味俱厚，不减大黄，张景岳也持同样观点，张石顽认为其苦寒不减硝黄，朱丹溪也说葶苈子性急，虚者宜远之。沈师认为葶苈子利水消肿之功甚佳，类风湿关节炎关节积液，甚至红肿疼痛，多属热属实证，或本虚标实，用之正宜。况且即使属虚属寒，一方之中也有他药制衡，不必拘于前贤之说而不敢用药。

白附子(关白附)

沈师在治疗类风湿关节炎时，对关节疼痛患者，轻者使用白附子(关白附)，重者使用川乌、草乌，或与白附子同用。

关白附为毛茛科植物黄花乌头的块根，辛甘，热，有毒，归肝、胃等经。本品有祛风痰、逐寒湿、定惊痫等功效，临床用于治疗中风痰壅、口眼歪斜、头痛、癫痫、风湿痹痛、破伤风、疮疡疥癣、皮肤湿痒等疾病。《本草述》云："主治中风痰饮头痛，行着痹，痿厥痧风，颤振眩晕，痫证悸痂诸证。"

现代药理研究表明，关白附含有关附素、次乌头碱等化学成分，具有抗心律失常、抗炎镇痛等药理作用。

关于关白附的毒性问题，沈师觉得不必过虑，在《海药本草》中有"大温，有小毒"的记载，在《本草新编》中更是明言："白附子，无毒。云有小毒者非也。"根据沈师的临床经验，使用关白附是安全的，一般剂量为 9 g，可逐渐增加到 30 g。

释疑解惑

问 **患者在治疗中症状出现一些反复，为什么在治疗时处方大部分仍守原方？**

答 类风湿关节炎属于顽证，症状反复，不能根治，需要长期用药。患者的体质，发病的阶段、季节等可以不同，而疾病的本质不会变化，因此，认准疾病的本质不动摇非常重要，《内经》所谓"谨守病机"也有这样的意思，做到这一点需要的是长期的临床实践，而不是盲目自信。一旦确定了病机，有了行之有效的治疗方法，就要守方治疗。当然，守方不是说必须一药不可更改，而是可以有所偏重，必要的对症处理还是可以的。

问 **处方中黄芩、忍冬藤等苦寒药物用量为什么都很大，患者可以耐受吗？**

答 热、毒是类风湿关节炎发病比较重要的因素，因此使用的剂量较大，黄芩、忍冬藤一般 30 g 左右，剂量小了，药轻力弱，疗效就差了。苦参的剂量可以从 9 g 逐渐加量，一般也可以用到 30 g。不仅清热解毒药物，方中金雀根、莪术等活血化瘀药物剂量也宜大。中药具备比较强的偏性，人体得病之后，身体阴阳不平衡也会出现温热寒凉等偏性，以药物的偏性对治人体的偏性是我们中医治病的基本思路。中医有句话，叫“有病病挡之，无病身挡之”，说的就是药物的偏性。对于健康人来讲，服用中药，这些中药的偏性，会破坏身体的阴阳平衡，对身体会造成伤害，而只要辨病、辨证对路，药物的偏性正好是可以治病的，就不会对人体产生大的危害。当然，苦寒药物使用多了难免会出现腹泻、胃脘不适等不良反应，所以处方中一般会加用许多顾护脾胃的药物，如陈皮、佛手、藿香、香附、豆蔻等，减少可能有的不良反应，增加患者长期服药的依从性。因此，我的患者大多都能长期服药而没有明显的不良反应。

问 **临床上遇到关节痛的患者，可以使用白附子、川乌、草乌等药物温经止痛，临床上还经常遇到关节、肌肉酸、麻的患者应该怎样辨证？**

答 酸、麻、疼痛都是患者的自我感觉，酸、胀与疼痛应该属于同一个感觉范畴，只不过程度不同，一般而言，酸、胀程度较轻，疼痛程度较重，如果疼痛的感觉转为酸、胀，提示症状有所缓解，故解决“酸”的思路与治疗“痛”相同；而麻一般属神经受到影响的感觉，中医辨证以风邪入络、瘀血阻络、营血不足为多见，治疗当以祛风、活血、养血为主。

问 **《金匮要略》中的“历节病”怎样辨证，其处方用药对我们临床用药有什么提示？**

答 历节病见于《金匮要略》的中风历节病篇，从原文“寸口脉沉而弱，沉即主骨，弱即主筋，沉即为肾，弱即为肝。汗出入水中，如水伤心，历节黄汗出，故曰历节”，可以看出其病机和症状。这一段清人尤在泾解释得非常好，肝肾先虚，而心阳复郁，心气化液为汗，汗出入水中，水寒之气从汗孔入侵心脏，外水而内火，郁为湿热，汗液则黄，浸淫筋骨，历节乃痛。提示本病为本虚标实之证，所谓历节，是“遇节皆痛”的意思，症状与现代医学“类风湿关节炎”相似。后文进一步阐述病机：“少阴脉浮而弱，弱则血不足，浮则为风，风血相搏，即疼痛如掣”。血不足是历节病内因，风邪是外因。气不行则肿，血不通则痛。可知历节为血分之病。在治疗上，《金匮要略》列出了桂枝芍药知母汤和乌头汤二方。前方适用于历节病反复发作，郁而化热，症见遍身关节疼痛、肿胀，肿痛处伴有灼热，全身虚寒而局部有热象。方中桂枝温通血脉，麻黄、生姜、附子、防风、白术祛风散寒除湿，知母、芍药清热，甘草和中。风、寒、湿、热兼顾，发散有白术、附子而不伤阳，助阳有芍药、知母而不伤阴。乌头汤用于寒气胜的历节病。我治疗类风湿关节炎的经验方羌活地黄汤也选用了乌头汤中的川乌一药，方中尚有黄芪、白芍补益气血，唯黄芪对免疫病不利，故弃用。

二、干燥综合征案与析

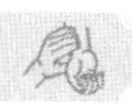

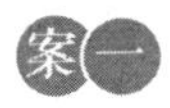

临床案例

案一 夏某，女，37岁。2020年3月18日初诊。

患者3年前无明显诱因下出现口干、眼干，无发热，无关节疼痛。外院诊断为“干燥综合征”，间断性服用中药治疗。查体：神清，两肺呼吸音清，未闻及干、湿啰音。舌红，少苔，脉细。2020年3月17日实验室检查：自身抗体中抗SSA抗体（＋），抗SSB抗体（＋），C反应蛋白0.5 mg/L，红细胞沉降率14.1 mm/h。

【中医诊断】燥痹。

【证候诊断】阴虚内热。

【西医诊断】干燥综合征。

【治则】滋阴清热。

【处方】

生地黄27 g　芦根9 g　黄芩27 g　生石膏(先煎)15 g　忍冬藤30 g

金雀根 30 g　南北沙参(各)12 g　秦皮 27 g　青葙子 27 g　牡丹皮 12 g　赤芍 27 g　郁金 9 g　陈皮 6 g　佛手 6 g　藿香 9 g　甘草 3 g　14 剂

【二诊】 2020 年 4 月 1 日。患者口干、眼干缓解。舌红,苔薄黄,脉细。继予原方 14 剂。

【三诊】 2020 年 4 月 22 日。患者稍有头痛,余症情平稳。舌红,苔薄黄,脉细。继予原方 14 剂。

【四诊】 2020 年 6 月 3 日。患者稍有口干,头晕。舌红,苔薄,脉弦细。原方中芦根改为 30 g,加用蔓荆子 30 g,继予 14 剂。

【五诊】 2020 年 7 月 8 日。患者无明显口干、眼干,症情平稳。舌红,苔薄白,脉细。继予前方 14 剂。

临证心得

本方为沈师治疗干燥综合征的经验方"生芦润燥汤"加减。其中生地、芦根滋阴润燥;生石膏清热解毒;金雀根活血化瘀为主药。对于眼干患者,沈师喜用秦皮、青葙子、密蒙花等药物,而对于口干症状沈师认为芦根最佳。患者头痛、头晕加用蔓荆子,取其清利头目之功效,《本草纲目》云:"蔓荆实,气轻味辛,体轻而浮,上行而散,故所主者皆头面风虚之症。"《药品化义》也说:"蔓荆子,能疏风、凉血、利窍,凡太阳头痛,及偏头风、脑鸣、目泪、目昏,皆血热风淫所致,以此凉之,取其气薄主升,佐神效黄芪汤,疏消障翳,使目复光,为肝经胜药。"可见加用此药于本患者症情十分妥帖。

案二 殷某,女,37 岁。2020 年 3 月 25 日初诊。

患者 2011 年起无明显诱因下出现口干、眼干,伴全身手、肩、膝等多处关节疼痛,疲劳、乏力,味觉减退,龋齿。4 年前外院诊断为"干燥综合征",间断服用中药治疗,症状反复。查体神清,两肺呼吸音清,未闻及干、湿啰音,心率 78 次/分,律齐。手关节未见肿胀,无触痛。舌红,少苔,脉弦细。2020 年 3 月 25 日实验室检查:抗核抗体 1∶300,抗 SSA 抗体(+),类风湿因子 65.5

IU/mL，抗环瓜氨酸肽抗体（－），ANCA（－），抗 M2 线粒体抗体（－）。

【中医诊断】燥痹。

【证候诊断】阴虚内热。

【西医诊断】干燥综合征。

【治则】滋阴润燥，清热解毒，活血化瘀。

【处方】

生地黄 27 g　芦根 27 g　黄芩 27 g　忍冬藤 30 g　生石膏（先煎）30 g　金雀根 30 g　秦皮 27 g　莪术 18 g　牡丹皮 12 g　赤芍 12 g　南北沙参（各）12 g　关白附 9 g　陈皮 6 g　佛手 6 g　甘草 3 g　14 剂

【二诊】2020 年 4 月 8 日。患者口干、眼干缓解，有水样腹泻一日四次，手关节疼痛稍缓解。舌红，苔薄白，脉弦细。原方加炮姜炭 12 g，14 剂。

【三诊】2020 年 4 月 22 日。患者口干、眼干缓解，仍有腹泻 3～4 次/天。舌红，苔薄白，脉弦细。前方加灶心土 18 g、石榴皮 15 g，14 剂。

【四诊】2020 年 5 月 6 日。患者口干、眼干缓解，手关节等疼痛减轻。大便次数减少，1～2 次/天，成形。舌淡红，苔薄白，脉弦细。继予原方 14 剂。

临证心得

患者口干，眼干，关节疼痛，龋齿，症状较为典型，实验室检查抗核抗体 1∶300，抗 SSA 抗体（＋），诊断明确。治疗以沈师经验方“生芦润燥汤”加减。从本病例中可以学到沈师对腹泻的对症处理思路。干燥综合征患者使用滋阴药物是必须的，但因上液之道不通，津液不能上承，被迫趋于下，水走肠间则为泄泻。待上液之道通畅，此症状自可缓解。在此之前，对症处理是必要的。沈师一般泄泻轻症用芡实、炮姜炭，重症则用石榴皮、灶心土。石榴皮味酸、涩，性温，归大肠经，具有涩肠止泻、止血、驱虫等功效，《本草纲目》谓其有“止泻痢，下血，脱肛，崩中带下”之功。灶心土又名伏龙肝，味辛，微温，归脾、胃经，具有温经止血、温中止呕、温脾涩肠止泻等功效，《本草汇言》说：“伏龙肝，温脾渗湿，性燥而平，气温而和，味甘而敛，以藏为用者也。”一般用 15～30 g。

案二 孟某，女，60岁。2020年3月25日初诊。

患者5年前出现口干、眼干伴膝、肩等关节疼痛。外院诊断“类风湿关节炎合并干燥综合征”。目前口服泼尼松片15 mg/d，甲氨蝶呤片7.5 mg/w。查体神清，右手第一、第二掌指关节压痛。舌红，苔薄黄，脉弦滑。2019年11月13日实验室检查：血常规正常，C反应蛋白5 mg/L，抗环瓜氨酸肽抗体129 RU/mL，红细胞沉降率24 mm/h，类风湿因子183 IU/mL，抗核抗体1∶100，颗粒型，抗SSA抗体(+)，抗SSB抗体(+)，抗ds-DNA抗体(-)，P-ANCA(+)。

【中医诊断】燥痹。

【证候诊断】阴虚内热，痰瘀互结。

【西医诊断】类风湿关节炎继发干燥综合征。

【治则】滋阴清热，化痰蠲饮，活血化瘀。

【处方】

生地黄27 g 黄芩30 g 忍冬藤30 g 金雀根30 g 关白附18 g 白芥子9 g 葶苈子30 g 秦皮27 g 水牛角(先煎)30 g 莪术27 g 牡丹皮12 g 赤芍30 g 陈皮6 g 佛手6 g 甘草3 g 藿香9 g 白豆蔻(后下)3 g，14剂

【二诊】2020年4月22日。患者口干，眼干缓解，右手掌指关节僵、痛。伴纳差，稍有恶心，便秘。舌红，苔薄黄，脉弦滑。原方加虎杖30 g、刀豆子18 g、紫苏梗9 g，14剂。

【三诊】2020年6月17日。患者手关节疼痛缓解，仍有眼干。舌红，苔薄黄，脉弦。随访2020年4月23日实验室报告：血常规正常，C反应蛋白2.5 mg/L，抗环瓜氨酸肽抗体519 RU/mL，红细胞沉降率15 mm/h，类风湿因子173 IU/mL，抗核抗体1∶100，颗粒型，抗SSA抗体(+)，抗SSB抗体(+)，抗ds-DNA抗体(-)。前方加木瓜27 g，14剂。

【四诊】2020年7月8日。患者口干，眼干较前缓解，手关节疼痛明显缓解。舌红，苔薄黄，脉弦。继予前方14剂。

临证心得

本患者多关节疼痛，类风湿因子、抗环瓜氨酸肽抗体明显升高，类风湿关节炎诊断明确，故考虑为发生于类风湿关节炎的继发性干燥综合征。全方以生地滋阴；黄芩、忍冬藤、秦皮清热解毒；白附子祛风散寒止痛；白芥子、葶苈子化痰蠲饮；牡丹皮、莪术、金雀根、赤芍活血化瘀。处方思路契合沈师风湿免疫病“7+1”发病机制。患者P-ANCA(+)，存在ANCA相关性血管炎可能，加用水牛角，与生地、牡丹皮合用，取犀角地黄汤之意清热解毒凉血。佐以陈皮、佛手、甘草、藿香、豆蔻顾护脾胃。呃逆、恶心者，沈师喜用刀豆子降逆止呕；轻度便秘者，喜用虎杖通便。患者查抗环瓜氨酸肽抗体明显升高，沈师习惯使用木瓜、苦参等降低抗体。由于苦参口感太苦，影响患者长期服药依从性，故沈师一般先使用木瓜，若效果不佳再加用苦参。

用药点滴

秦　皮

沈师认为，干燥综合征的病机为上液之道被热、瘀、毒邪堵塞，故在治疗中多用清热解毒、活血化瘀类药物。沈师在治疗干燥综合征眼干症状的患者时，经常使用秦皮一药。

本品为木犀科植物苦枥白蜡树、白蜡树、尖叶白蜡树或宿柱白蜡的干燥枝皮或干皮，味苦、涩，性寒，归肝、胆、大肠经，具有清热燥湿、收涩、明目的功效，临床用于热痢、泄泻、赤白带下、目赤肿痛、目生翳膜等症。《药性论》曰：“主明目，去肝中久热，两目赤肿疼痛，风泪不止。”《本草汇言》中说“甄氏方又治小儿惊痫身热，及肝热目暗，翳目赤肿，风泪不止等疾；皆缘肝胆火郁气散以致疾，以此澄寒清碧下降之物，使浊气分清，散气收敛。故治眼科，退翳膜，收泪出；治妇人科，定五崩，止血带；治大方科，止虚痢，敛遗精；治小儿科，安惊痫，退变蒸发热。”

现代药理研究表明，秦皮含有秦皮素、秦皮苷、马栗树皮素、马栗树皮苷等多种香豆精类、鞣质、皂苷，具有消炎、镇痛、利尿，促进家兔及风湿病患者尿酸排泄等作用。马栗树皮苷4%溶液能吸收紫外线，具有抗光敏作用，故能保护皮肤免受日光照射之损伤，故沈师认为本品不宜使用于白癜风患者。

沈师认为本品清热解毒，清肝明目，非常适宜干燥综合征之眼干患者，且无明显不良反应，可以较大剂量使用，其临床经常用到30 g。

芦　根

沈师治疗干燥综合征的思路虽然以清热解毒、化瘀通络为主，但也需要结合滋肾养阴，生津润燥。其治疗本病的经验方生芦润燥汤中就重用了芦根。

芦根为禾本科植物芦苇的新鲜或干燥根茎，味甘，性寒，归肺、胃经。功能清热生津，除烦，止呕，利尿。临床用于热病烦渴，胃热呕哕，肺热咳嗽，肺痈吐脓，热淋涩痛。其性不滋腻，有生津而不恋邪之妙。《本草经疏》中说"芦根，味甘寒而无毒。消渴者，中焦有热，则脾胃干燥，津液不生而然也，甘能益胃和中，寒能除热降火，热解胃和，则津液流通而渴止矣。客热者，邪热也，甘寒除邪热，则客热自解。"

现代药理研究表明，芦根含多量的维生素 B_1、维生素 B_2、维生素C以及蛋白质、脂肪、碳水化合物、天冬酰胺以及甾醇、生育酚、多元酚如咖啡酸和龙胆酸、薏苡素、小麦黄素等化学成分。本品所含的薏苡素对骨骼肌有抑制作用，还有比较弱的中枢抑制作用；有解热与镇痛作用。本品所含的苜蓿素对离体豚鼠肠管有松弛作用，有轻度雌激素样作用，尚有抗癌作用。

沈师认为本品无明显毒副反应，可以放心使用，干品用量15～30 g。

青葙子

沈师在治疗干燥综合征眼干的患者时，喜用秦皮、密蒙花、青葙子等药物。

青葙子为苋科植物青葙的干燥成熟种子，味苦，性微寒，归肝经。具有清肝、明目、退翳、祛风热、降血压的功效。用于肝热目赤、眼生翳膜、视物昏花、肝火眩晕等证候。常用剂量9～15 g。《本草纲目》中说："青葙子治眼，与决明子、苋实同功，《本经》虽不言治眼，而云一名草决明，主唇口青，则其明目之功可知矣。目者肝之窍，唇口青者，足厥阴经之证；古方除热亦多用之，青葙子之为厥阴药，又可知矣，况用之治目，往往有验，尤可征。”

现代药理研究表明，青葙子含脂肪油、淀粉、烟酸及硝酸钾等成分。其所含脂肪油称为青葙子油脂，具有抗菌、降眼压等作用。

本品清泄肝火之力较强，且能扩散瞳孔，故肝肾阴虚之目疾及青光眼患者忌用。如《本草备要》所言："瞳子散大者忌服"，可备一说。

密蒙花

密蒙花是沈师在治疗干燥综合征患者眼干症状时常用的中药，沈师还以之为主药，创立了秦皮密蒙花汤。

密蒙花为马钱科植物密蒙花的干燥花蕾及其花序，味甘，性微寒，归肝经。具有清热养肝、明目退翳的功效。临床用于目赤肿痛、多泪羞明、眼生翳膜、肝虚目暗、视物昏花等。常用剂量 3～9 g。《本草经疏》中说："密蒙花，观《本经》所主，无非肝虚有热所致，盖肝开窍于目，目得血而能视，肝血虚，则为青盲肤翳，肝热甚，则为赤肿，眵泪赤脉，及小儿豆疮余毒，疳气攻眼。此药甘以补血，寒以除热，肝血足而诸证无不愈矣。"可谓深得精髓。

密蒙花现代药理研究表明其含有醉鱼草苷、刺槐素等多种黄酮类物质。刺槐素有维生素 P 样作用。给小鼠口服 25～100 mg/kg，能减轻甲醛性炎症；50～100 mg/kg 还能降低皮肤、小肠血管的通透性及脆性。对大鼠离体小肠由氯化钡、组胺、乙酰胆碱等引起的张力增加，刺槐素还有某些解痉作用。

释疑解惑

问 干燥综合征患者出现舌苔厚腻，是不是脾虚湿阻的表现？

答 中医传统厚苔有两类，一类是湿滞湿阻的表现，舌苔厚腻，口淡口腻，口渴不欲饮。这是脾胃湿阻而津不上润，常在胃肠疾病中和疰夏时发生，与干燥综合征无关。另一类是苔厚而干燥，这是缺少津液的表现，在《温病条辨》下焦秋燥证中有记载。干燥综合征苔厚与上述两类都不同，原因有三：一是缺少唾液，口腔清除功能减退或丧失，因而舌苔先是增厚，以后萎缩而变为光剥。二是由于部分患者服用了皮质激素，促进舌乳头增生，而引起舌苔增厚，少津，这种苔厚不是湿阻，而是药毒化火而伤津。三是由于部分患者原有胃肠道疾病而舌苔增厚，这种舌苔增厚有湿滞因素，但主要还是瘀热。因此，养阴生津可继续使用，不但不会增厚舌苔，影响食欲，反而会滋润舌苔，改善口干。

临床上将苔厚，误以为是湿滞，而采用燥湿的方法治疗，误用温燥中药如苍术、厚朴、半夏、南星、砂仁、木香等，这些中药会化火燥湿而伤津，不但化不了厚苔，反而增加了干燥，使患者干燥加重，以至于饮水不能解渴。现代药理研究报道，这些中药具有抑制腺体分泌的作用，决不可在干燥综合征中使用。

问　使用养阴生津药后出现腹泻，是否需要停用养阴生津药？

答　干燥综合征是上焦津管液道之阻塞，全身的水液津液分布不均，不能上润而干燥，不是伤津脱液。患者没有全身性的脱水、电解质紊乱之类的情况，有个别患者进行输液治疗，口眼干燥不仅没有改善，反而出现了下肢水肿的现象。有学者使用养阴生津药物，但上液之道阻塞不通，水液输送不上去，口眼仍然干燥。而患者中焦下焦的津管液道是通畅的，水液不能上布就会向下输送，大肠水液增多，就会出现大便稀薄，便数增多的腹泻症状，患者会误以为自己“上干下泄”。出现这种“上干下泄”的现象，并不是养阴药物用错了，治疗本病需要养阴药物，只不过不能当主药，还要结合清热、化瘀、解毒等药物，使得上液之道通畅。如果使用养阴药物出现腹泻，可以继续使用，但要减少剂量和品种，并加用既有生津功效又有涩肠功效的味酸固涩类中药予以调节，如石榴皮、金樱子、乌梅、芡实等。

问　部分干燥综合征的患者出现明显的关节肿痛积液，使用温经通络止痛药物是否合适？

答　患者出现明显的关节肿痛积液，使用羌活、制川乌、关白附、桂枝、片姜黄等药物温经止痛、化饮是必要的，但是这类药物化火而伤津，可能加重口干症状，需要与清热养阴药生地、生石膏等同用，以使寒热平衡。

又比如使用蠲饮化水药物，葶苈子性寒，白芥子性温，同用可以互相制衡，避免温燥。

问 **干燥综合征患者经常出现腮腺肿胀，这是什么原因引起的？与病毒性腮腺炎有什么区别？**

答 腮腺肿胀是干燥综合征常见的并发症。即使没有腮腺部位症状的早期患者，在超声检查中大多数也可以找到轻度腮腺病变。这是由于在内外七邪侵袭的基础上，热瘀化毒堵塞了颈侧、耳后之八脉与上焦津管液道所引起。干燥综合征之慢性唾液腺炎和慢性腮腺炎为免疫性炎症，与由风寒外邪为主所引起的急性病毒性腮腺炎不同。免疫性腮腺炎的病理基础是腺体血管炎。腺管堵塞后比较容易继发感染，从而引起继发性感染性腮腺炎，以及感染性唾液腺炎和感染性泪腺炎。

问 **中医古籍中并没有“燥痹”的病名，那么这一病名是怎么形成的？**

答 确实，中医古籍中并无“燥痹”病名，燥痹的病名，是当代中医名家路志正教授根据本病的病因病机，结合自己多年的临床经验而提出的。与现代医学很难对号入座，只能说与“干燥综合征”最接近，其他类风湿关节炎等出现类似证候可以参考“燥痹”治疗。中医学虽然没有“燥痹”的传统病名，但中医学关于“燥”的理论论述有津液理论、杂病燥证理论、内科血燥证理论、温病秋燥证理论以及痹病理论等，并有系统的治疗方法，辨证论治已相当完善，可以为当代医者参考。必须指出的是，干燥综合征是近代才发现的免疫性疾病，传统理论只能参考，采用古方治疗本病常常不能见效，必须进一步传承创新。比如一般认为燥痹是由燥邪(外燥、内燥)损伤气血津液而致阴津耗损，气血亏虚，肢体筋脉失养，瘀血痹阻，痰凝结聚，脉络不通，致肢体疼痛，甚则肌肤枯涩，脏器损害的病证。我在临床中发现，干燥综合征的口眼干燥不是外感六淫中的燥邪引起的，而是一种内燥，其根本病机为上液之道为热、瘀、毒诸邪堵塞所致。故治疗关键不在滋阴润燥，而在解除上液之道的堵塞。

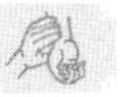

三、系统性红斑狼疮案与析

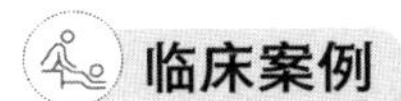

临床案例

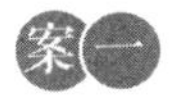

案一 蔡某，女，38岁。2020年3月4日初诊。

患者5年前无明显诱因下发现两侧面部红斑，伴发热，手关节疼痛。至仁济医院就诊，诊断为“系统性红斑狼疮”，予激素治疗，病程中发现蛋白尿。目前无发热，无关节疼痛，面部红斑消退，下肢皮肤干燥，易脱屑。口服泼尼松片7.5 mg/d。舌红，苔少，脉细。

【中医诊断】红斑痹。

【证候诊断】阴虚内热。

【西医诊断】系统性红斑狼疮，狼疮性肾炎，蛋白尿。

【治则】养阴清热。

【处方】

生地27 g　黄芩30 g　生石膏(先煎)30 g　忍冬藤30 g　金雀根30 g　水牛角(先煎)30 g　莪术27 g　郁金9 g　牡丹皮12 g　赤芍30 g　山豆根27 g　苦参27 g　秦皮27 g　白芥子9 g　接骨木30 g　骨碎补27 g　商陆27 g　木瓜27 g　香橼9 g　香附9 g　陈皮6 g　佛手6 g　甘草3 g　半夏9 g　白豆蔻(后下)3 g　藿香9 g　14剂

【二诊】2020年4月15日。患者有流鼻血，下肢皮肤仍干燥。舌红，苔少，脉细。2020年3月18日尿蛋白：437 mg/24 h。原方加藕节炭27 g，14剂。

【三诊】2020年5月13日。患者下肢及面部皮肤干燥、瘙痒，疲劳感。舌红，苔少，脉细。前方加白鲜皮30 g，14剂。

【四诊】2020年6月3日。患者皮肤瘙痒缓解，自诉手指关节、膝关节稍僵硬、疼痛。鼻血已止，疲劳感缓解。舌红，苔少，脉细。2020年5月13日尿蛋白：295 mg/24 h。前方减藕节炭，14剂。

【五诊】2020年6月24日。患者无皮肤瘙痒，乏力感较前缓解。自诉小腿、脚趾麻木。舌红，苔少，脉弦细。前方减白鲜皮，加白附子 9 g，14 剂。

【六诊】 2020 年 7 月 15 日。患者仍有脚趾麻木，下肢皮肤干燥。余无特殊不适。舌红，苔少，脉弦细。2020 年 6 月 24 日尿蛋白：365 mg/24 h。继予前方 14 剂。

【七诊】 2020 年 8 月 5 日。患者下肢皮肤干燥，余无特殊不适主诉。舌红，苔少，脉细。2020 年 7 月 15 日尿蛋白：257 mg/24 h。继予前方 14 剂。

【八诊】 2020 年 8 月 26 日。患者脚趾稍有麻木，下肢皮肤干燥，余无特殊不适。舌红，苔少，脉细。2020 年 8 月 5 日尿蛋白：147 mg/24 h。继予前方 14 剂。

临证心得

系统性红斑狼疮病情复杂多变，属于本虚标实。阴虚则生热，热毒灼伤阴津，或正虚不能卫外，外邪乘虚而入经络肌肤。本病以阴虚内热证型为主，养阴清热为主要治法。处方以沈师治疗红斑狼疮经验方红斑汤为主方加减。SLE 基本病变包括免疫功能紊乱，广泛的血管炎和结缔组织炎症。红斑汤具有调节免疫、控制血管炎和抗变态反应的作用，这是本方取得疗效的药理基础。方中以生地滋养肾阴；骨碎补补肾；黄芩、石膏、忍冬藤、秦皮、苦参清热解毒；水牛角清热凉血；莪术、牡丹皮、金雀根、接骨木活血化瘀；陈皮、佛手、香橼、香附之类理气护胃、和胃化湿以顾护脾胃。方中山豆根对狼疮性肾炎引起的顽固性蛋白尿有较明显疗效，但剂量稍大可引起食欲缺乏、恶心，甚至呕吐、腹泻，须注意患者的耐受性，对纳差患者可从小剂量如 9 g 用起。

案二 陈某，女，67 岁。2020 年 4 月 1 日初诊。

患者 2019 年 7 月因膝关节疼痛外院就诊发现系统性红斑狼疮。目前口服环孢素 100 mg，每日一次；羟氯喹 100 mg，每日两次；泼尼松 7.5 mg，每日一次。皮肤常有紫癜，膝关节疼痛反复，无发热。舌红，苔少，脉弦。

【中医诊断】红斑痹。

【证候诊断】阴虚血热。

【西医诊断】系统性红斑狼疮。

【治则】养阴清热，凉血活血。

【处方】

生地 27 g　生石膏(先煎)30 g　黄芩 27 g　忍冬藤 30 g　金雀根 30 g　秦皮 27 g　接骨木 30 g　水牛角(先煎)30 g　莪术 27 g　牡丹皮 12 g　赤芍 12 g　香橼 9 g　甘草 3 g　香附 6 g　14 剂

【二诊】2020 年 4 月 15 日。患者仍有膝关节疼痛，腰酸痛，下肢皮肤紫癜。2020 年 4 月 1 日抗核抗体 1∶100，抗 ENA(－)，抗 ds－DNA(－)，抗心磷脂抗体(－)，抗 M2 线粒体抗体(－)，ANCA(抗 GBM)(±)。舌红，苔少，脉弦。原方加山豆根 9 g、枳壳 12 g、木香 9 g，14 剂。

【三诊】2020 年 4 月 29 日。患者膝关节疼痛减轻，皮肤紫癜减少，自觉下肢软，乏力。舌红，苔少，脉弦细。予前方加木瓜 30 g，建议可停用羟氯喹。

【四诊】2020 年 5 月 27 日。患者皮肤紫癜消退，膝关节疼痛减轻。舌红，苔少，脉弦细。继予前方 14 剂。

【五诊】2020 年 6 月 24 日。患者膝关节疼痛减轻，下肢乏力有缓解，自诉稍有手麻。舌红，苔少，脉弦细。继予前方 14 剂。

临证心得

系统性红斑狼疮临床表现复杂多样，多数起病隐匿，开始仅累及 1～2 个系统，表现为轻度关节炎、皮疹、血小板减少性紫癜等，部分患者可以长期稳定在亚临床状态，逐渐出现多系统损害。需要临床医师仔细鉴别，对长期治疗效果不佳的皮疹、紫癜、关节痛等加以重视，排除本病可能。沈师认为，本病是复杂难治的顽症，辨证困难，甚至无证可辨，故沈师治疗本病以辨病论治为主，在免疫病“7＋1”理论指导下创立了红斑汤、紫斑汤、清肾汤等一系列行之有效的方剂。

案二 刘某，女，36岁。2020年4月1日初诊。

患者近一年来头晕，记忆力下降，伴步行不稳。外院就诊诊断为“系统性红斑狼疮，抗心磷脂抗体综合征，腔隙性脑梗死，高血压病”。目前口服羟氯喹片100 mg，每日两次；阿司匹林肠溶片100 mg，每日1次；华法林片2.5 mg，每日1次；氨氯地平片5 mg，每日1次。舌红，苔薄黄，脉弦细。2019年10月16日实验室检查：抗心磷脂抗体IgM 52.8 mPL/mL，抗β糖蛋白IgE 35.7 SGU；头颅MRI：大脑皮质下缺血灶，左小脑半球软化灶。2020年1月15日实验室检查：抗核抗体1∶1 000，颗粒型，抗ds-DNA IgG：249 IU/mL，抗SSA抗体(+)，抗核小体抗体(+)。抗M2线粒体抗体(-)，P-ANCA(+)。血常规正常范围，C反应蛋白5 mg/L，红细胞沉降率52.6 mm/h。

【中医诊断】阴阳毒。

【证候诊断】阴虚血瘀热毒。

【西医诊断】系统性红斑狼疮，抗心磷脂抗体综合征，腔隙性脑梗死，高血压病。

【治则】养阴清热，活血化瘀，清热解毒。

【处方】

生地30 g 生石膏(先煎)30 g 黄芩30 g 忍冬藤30 g 莪术30 g 金雀根30 g 秦皮30 g 水牛角(先煎)30 g 牡丹皮12 g 羊蹄根30 g 香橼12 g 香附12 g 陈皮6 g 佛手6 g 甘草3 g 14剂

【二诊】2020年4月15日。患者头晕稍缓解，仍有记忆力减退，步行不稳。舌红，苔薄黄，脉弦细。原方加赤芍30 g，14剂。

【三诊】2020年4月29日。患者头晕稍缓解，仍有记忆力减退，步行不稳。舌红，苔薄黄，脉弦细。继予前方14剂。

临证心得

系统性红斑狼疮临床表现多样，该患者抗心磷脂抗体升高，考虑合并抗心磷脂抗体综合征，为神经系统狼疮。轻者仅有偏头痛、记忆减退、轻度认知障碍，重者可有脑血管意外、癫痫、昏迷等。沈师认为对于本病需辨病治疗为主，抓住主要矛盾。抗心磷脂抗体综合征以动/静脉血栓形成，病态妊娠和血小板减少等症状为表现，分为原发性抗心磷脂抗体综合征和继发性抗心磷脂抗体综合征。继发性者多见于系统性红斑狼疮或类风湿关节炎。本患者属继发于SLE的抗心磷脂抗体综合征。现代医学治疗以抗凝、抗血小板聚集等为主。沈师主张此类患者加强活血化瘀药物的比重，与现代医学治疗原则异曲同工。

案四 钱某，女，34岁。2020年3月4日初诊。

患者10余年前出现面部红斑，伴手关节等疼痛。在仁济医院等就诊诊断“系统性红斑狼疮，狼疮性肾炎”。目前口服泼尼松片30 mg，每日一次。近日有鼻衄。舌红，苔薄黄，脉弦。

【中医诊断】红蝴蝶疮。

【证候诊断】阴虚内热，毒瘀互结。

【西医诊断】系统性红斑狼疮，狼疮性肾炎。

【治则】养阴清热，解毒散瘀。

【处方】

生地27 g　黄芩27 g　忍冬藤30 g　秦皮28 g　生石膏(先煎)30 g　水牛角(先煎)30 g　金雀根30 g　莪术27 g　郁金9 g　接骨木30 g　赤芍12 g　虎杖30 g　关白附6 g　山豆根27 g　羊蹄根27 g　鸡骨草30 g　商陆30 g　藕节炭27 g　半夏9 g　香附9 g　香橼9 g　陈皮6 g　佛手6 g　白豆蔻(后下)3 g　甘草3 g　14剂

【二诊】2020年4月8日。患者有腰膝酸软，乏力，无鼻衄。舌红，苔薄黄，脉弦滑。2020年3月21日实验室检查：尿蛋白3180 mg/24 h；2020年4月8日尿常规：尿蛋白(+++)。予原方14剂。

【三诊】2020年4月22日。患者腰膝酸软，乏力稍缓解，舌红，苔薄黄，脉弦滑。外院查大便隐血(+)。予前方加白及12 g，14剂。

【四诊】2020年5月6日。患者疲劳，乏力，口干。舌红，苔薄黄，脉弦。继予前方 14 剂。

【五诊】 2020 年 7 月 29 日。患者近 2 月咳嗽反复，口干，咽痒，无痰。无发热。舌红，苔薄黄，脉弦。2020 年 7 月 25 日尿蛋白 5 950 mg/24 h。前方加炙麻黄 9 g、川贝母 3 g、百部 9 g、紫菀 27 g、浙贝母 9 g、杏仁 9 g，14 剂。

【六诊】 2020 年 8 月 19 日。患者咳嗽减少，有膝关节酸痛。舌红，苔薄黄，脉弦。继予前方 14 剂。

【七诊】 2020 年 9 月 2 日。患者无咳嗽，眼睑稍有肿胀。舌红，苔薄黄，脉弦。2020 年 8 月 20 日尿蛋白 4 926 mg/24 h。前方减炙麻黄、川贝母、浙贝母、百部、紫菀、杏仁，14 剂。

临证心得

系统性红斑狼疮引起的狼疮性肾炎、蛋白尿是临床的一大顽症，症情很容易反复，尿蛋白也容易受各种因素影响而出现反复。本例患者出现咳嗽后，24 h 尿蛋白较前大幅度上升。沈师解释说，有咳嗽说明存在急慢性炎症，体内炎症介质表达会升高，激活免疫系统发生变态反应，造成肾小球滤过膜受损、通透性增高而增加尿蛋白。只有降低慢性肾脏疾病患者体内的炎症介质的表达，有效地改善慢性肾脏疾病患者体内的微炎症状态，才能减少尿蛋白。咳嗽不控制好，蛋白尿就难以控制。从传统中医理论上说，肺司水液代谢，亦称为肺主通调水道，肺通过其宣发肃降作用对体内的水液发挥着疏通与调节作用。肺主通调水道亦表现在两个方面：一方面通过肺宣发作用将津液向上向外布散，将浊液化为汗液排出体外；另一方面，通过肺的肃降作用，向下向内布敷津液，并将浊液下输膀胱。故有“肺为水之上源”之称。肾主水液代谢，即肾主水，主要表现在肾对水液代谢的升清降浊的作用。肾主水，主要是通过肾阳气化作用来完成的。其一，将由肺的肃降下达于膀胱的浊液，使浊中之清者复上升至肺，并重新分布全身；使浊中之浊者，化为尿液而排出体外。其二，肾为先天之本，肾中阳气为全身阳气之根，肺的宣降、脾的运化、三焦气化、膀胱的气化皆赖肾中阳气温煦蒸化才得以正常进行。故曰“肾主水”“肾为水之下源”。上源不清，清浊不分，势必影响下源，故加重蛋白尿，沈师在原方上加了麻黄、紫菀、百部、杏仁、贝母等药物以宣肺、化痰、降浊，使患者咳嗽症状得到了明显减轻，随访24h尿蛋白也有明显下降。

用药点滴

地　黄

沈师传承各家“痹本于阴虚”之说，创立“痹从阴虚论治”理论，确立了“养阴清热”的治疗法则，在后来确立的风湿病“7＋1”发病机制中，肾阴虚也占了主导的地位。在这些理论指导下，地黄可谓是沈师治疗风湿免疫病的基本中药。沈师所用地黄一般为生地黄。

地黄为玄参科植物地黄的新鲜或干燥块根，前者称为鲜地黄，后者称为生地黄。生地黄味甘，性寒，归心、肝、肾经。具有清热凉血、养阴、生津的功效，用于热病舌绛烦渴、阴虚内热、骨蒸劳热、内热消渴、吐血、衄血、发斑发疹等。沈师认为剂量宜大，一般每剂30g。《本草从新》称赞本药说：“滋肾水，封填骨髓，利血脉，补益真阴聪耳明目，黑发乌须。又能补脾阴，止久泻，治劳伤风痹，阴亏发热，干咳痰嗽，气短喘促，胃中空虚觉馁，痘证心虚无脓，病后胫股酸痛，产后脐腹急疼，感证阴亏，无汗便闭，诸种动血，一切肝肾阴亏，虚损百病，为壮水之主药。”

现代药理研究发现，生地所含多糖和糖苷能调节人体的免疫功能，抑制亢进的体液免疫，提高低下的细胞免疫；能对抗地塞米松对垂体-肾上腺皮质系统的抑制作用；并有抗血管炎、抗变态反应的作用。重用生地，能有效控制狼疮性肾炎的病理破坏，减少患者对糖皮质激素的依赖，其作用非常类似于西药的免疫抑制剂。尤其妙的是，与生石膏同用时，生石膏所含的硫酸根离子与生地所含的多糖结合，形成多糖硫酸化，较大程度地增强了生地的免疫调节作用。

本品性寒而滞，脾虚湿滞者需慎用，据沈师经验，临床上少见因长期大剂量服用生地而纳呆痰多者，可见便溏，轻者数日后自行缓解，重者可呈水样便，可酌加炮姜炭、石榴皮等。

苦　参

在跟师抄方学习中，笔者发现沈师在治疗类风湿关节炎、贝赫切特综合征、系统性红斑狼疮等疾病时，十分喜欢使用苦参这味药，于是就向沈师请教苦参在风湿免疫疾病中的应用。

沈师说，苦参是豆科植物苦参的干燥根，味苦，性寒，归心、肝、胃、大肠、膀胱经。具有清热燥湿、杀虫、利尿的功效。主治湿热痢、便血、黄疸、湿热带下、阴痒阴肿、湿疮湿疹、皮肤瘙痒、疥癣、湿热小便不利等疾病。《本草正义》曰："苦参，大苦大寒，退热泄降，荡涤湿火，其功效与芩、连、龙胆皆相近，而苦参之苦愈甚，其燥尤烈，故能杀湿热所生之虫，较之芩、连力量益烈。近人乃不敢以入煎剂，盖不特畏其苦味难服，亦嫌其峻厉而避之也。然毒风恶癞，非此不除，今人但以为洗疮之用，恐未免因噎而废食耳。"

现代药理研究表明，本品含苦参碱、异苦参碱等生物碱，以及苦醇 C、苦参醇等黄酮类化合物。苦参碱、苦参黄酮均有抗心律失常作用；对多种细菌有抑制作用，还有利尿、抗炎、抗过敏、镇静、平喘、祛痰、升高白细胞、抗肿瘤等多种药理作用。但沈师最看重的还是其免疫抑制作用。沈师说，苦参具有类似于环磷酰胺的细胞毒作用，对体液免疫抑制作用较强，临床使用发现，该药可使抗 ds－DNA 等抗体降低，且毒副反应不大。但其味苦性寒，易伤脾胃，临床使用应从小剂量开始，并加用和胃养胃中药同用，以减少不良反应。

鬼箭羽

沈师认为，血脉瘀滞是风湿免疫病的基本发病因素之一，因此活血祛瘀为风湿免疫病基本的治法，可以用来治疗栓塞性血管炎、坏死性血管炎、肺间质性改变与纤维化、肺动脉高压等。在沈师处方中，活血化瘀类药物经常占有一定比例。沈师常用的活血化瘀中药有牡丹皮、赤芍、川芎、金雀根、蒲黄、莪术、鬼箭羽等。本次就记录沈师应用鬼箭羽的心得。

鬼箭羽为卫矛科植物卫矛的具翅状物枝条或翅状附属物，味苦性寒，归肝经。具有破血通经、解毒消肿、杀虫之功效。临床用于癥瘕结块、心腹疼痛、闭经、痛经、崩中漏下、产后瘀滞腹痛、恶露不下、疝气、历节痹痛、疮肿、跌打伤痛、虫积腹痛、烫火伤、毒蛇咬伤等。《本经逢原》中说:“鬼箭,专散恶血,故《本经》有崩中下血之治。《名医别录》治中恶腹痛,去白虫,消皮肤风毒肿,即腹满汗出之治。今人治贼风历节诸痹,妇人产后血晕,血结聚于胸中,或偏于胁肋少腹者,四物倍归,加鬼箭羽、红花、玄胡索煎服。以其性专破血,力能堕胎。”

在沈师治疗狼疮性肾炎经验方“紫斑汤”中,鬼箭羽就是君药。鬼箭羽现代药理研究发现其具有三大功效,即强心、扩张血管和降血糖。沈师运用鬼箭羽,即取其扩张血管、改善末梢循环的作用,另外沈师在遇到患者有血管炎、雷诺现象时,也广泛使用,而且往往和牡丹皮、莪术等药物同用,以增强疗效。

牡丹皮

在沈师所用活血化瘀类药物中,经常可以看到牡丹皮的身影。

牡丹皮为毛茛科植物牡丹的干燥根皮。味苦、辛,性微寒,归心、肝、肾经。具有清热凉血、活血化瘀的功效。用于温毒发斑、吐血衄血、夜热早凉、无汗骨蒸、经闭痛经、痈肿疮毒、跌扑伤痛等症。牡丹皮善凉血,而又活血,因而有凉血散瘀的功效,使血流畅而不留瘀,血热清而不妄行。故对血热炽盛、肝肾火旺及瘀血阻滞等证,都恃为要药。本品配鲜生地,能清热凉血;配大生地,则滋肾泻火;配山栀,则清肝泄热;配赤芍、桃仁,则活血散瘀;配侧柏叶、鲜茅根,则凉血止血。用于温热病、热入营血致高热、舌绛、身发斑疹,血热妄行致吐血、衄血、尿血,以及阴虚发热等证。牡丹皮清营血之实热,同时还能治阴虚发热。牡丹皮能活血散瘀,使瘀滞散而气血流畅,疼痛得解,常和当归、赤芍、桃仁、红花等同用。《神农本草经疏》中对本品有详细论述:“牡丹皮,其味苦而微辛,其气寒而无毒,辛以散结聚,苦寒除血热,入血分,凉血热之要药也。寒热者,阴虚血热之候也。中风瘛疭、痉、惊痫,皆阴虚内热,营血不足之故。热去则血凉,凉则新血生、阴气复,阴气复则火不炎而无因热生风之证矣,故悉主之。痈疮者,热壅血瘀而成也。凉血行血,故疗痈疮。辛能散血,苦能泻热,故能除血分邪气,及癥坚瘀血留舍肠胃。脏属阴而藏精,喜清而恶热,热除则五脏自安矣。《别录》并主时气头痛客热,五劳劳气,头腰痛者,泄热凉血之功也。甄权:又主经脉不通,血沥腰痛,此皆血因热而枯之候也。血中伏火,非此不除,故治骨蒸无汗,及小儿天行痘疮血热。东垣谓心虚肠胃积热,心火炽甚,心气不足者,以牡丹皮为君,亦此意也。"

现代药理研究表明其含有牡丹酚等化学成分,具有镇静、镇痛、降温、降低血管通透性等药理作用。

沈师对于中医风湿免疫病有"7+1"发病机制理论,即肾阴虚为本,热、瘀、痰、毒、风、寒、湿为标。正是因为牡丹皮不仅活血化瘀,又能治阴虚发热,尚有散瘀止痛之功效,故为沈师所喜用。

释疑解惑

问 为什么沈师认为系统性红斑狼疮与《金匮要略》中的"阴阳毒"相类似?

答 阴阳毒病名出自《金匮要略·百合狐惑阴阳毒病脉证并治》:"阳毒之为病,面赤斑斑如锦纹,咽喉痛,吐脓血,五日可治,七日不可治,升麻鳖甲汤主之。阴毒之为病,面目青,身痛如被杖,咽喉痛,五日可治,七日不可治,升麻鳖甲汤去雄黄、蜀椒主之。"其记载极为精简,虽然症状、治法俱备,但让人不知其为何病,临床上更是难以掌握应用。

《脉经》还指出了"伤寒一二日便成阳毒,或服药吐下后变成阳毒","或伤寒初病一二日便成阴毒,或服药六七日以上至十日变成阴毒"。宋代以前,多数医家认为阳毒即热极,阴毒即寒极,但这种解释不尽合理。至明清时期,赵献可指出:"此阴阳二毒专感天地疫疠非常之气,沿家传染,所谓时疫证也。"强调了阴阳毒是疫毒造成的传染病。清代医家杨栗山循此发挥,扩展了用药。此说有一定道理,也解释了"咽喉痛""五日可治,七日不可治"等表述,现代医家也有认为阴阳毒是恙虫病的。这些认识都有一定道理。

沈师认为“阴阳毒”与系统性红斑狼疮有某些相似之处，系统性红斑狼疮累及多系统，可有面部蝶形红斑、网状青斑、血小板减少性紫癜、咽喉痛、呼吸道出血、消化道出血、关节痛等多种症状，与“阴阳毒”之“面赤斑斑如锦纹”“咽喉痛”“吐脓血”“面目青”“身痛如被杖”等症状有相合之处；从病因病机上看，都有热邪、毒邪致病因素。因此，沈师认为系统性红斑狼疮是与《金匮要略》中的“阴阳毒”相类似的疾病。

问 **临床上经常遇到大便溏薄，脾胃功能较差的风湿免疫病患者，这类患者可以健脾或使用补益药吗？**

答 不推荐在风湿免疫疾病中使用人参、黄芪等健脾、补益药物，这些药物可能会激活抗体，对免疫病病情不利。首先要抓主病，沈师认为风湿免疫病的发病机制以“风、寒、湿、热、痰、瘀、毒＋肾虚”为主，具体疾病侧重点可以不同，治疗方法也会不同，但应以祛邪为主。其次，大便溏薄患者，不一定是脾虚，也有可能是湿热、寒湿较重，或使用过多清热解毒药物所致，治疗上可酌加渗湿、和胃、收敛药物予以对症处理，或暂时减少清热解毒类药物。如果临床遇到确有脾虚的患者，可以使用芡实、甘草、砂仁、白豆蔻等健脾、化湿、行气药物，此类药物不影响患者的免疫功能，但不宜以健脾为主。

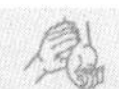

四、贝赫切特综合征案与析

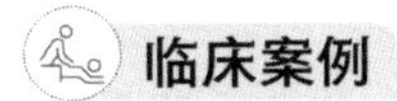

临床案例

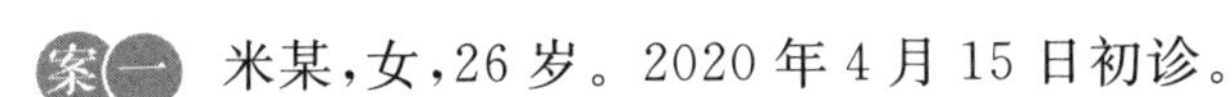

案一 米某，女，26 岁。2020 年 4 月 15 日初诊。

患者近一年半来反复口腔溃疡，眼痛，眼科诊断“葡萄膜炎”。有下肢红斑，今年起出现手关节疼痛。外院就诊考虑“白塞病”，目前口服硫唑嘌呤片 100 mg，每日一次；沙利度胺片 25 mg，每日两次；白芍总苷胶囊，0.6 g，每日两次；注射用重组人Ⅱ型肿瘤坏死因子受体-抗体融合蛋白（益赛普针）25 mg，皮下注射，每周一次。曾服用甲泼尼龙片 4 mg，每日一次，

4月前已停用。舌红，苔黄，脉弦。

【中医诊断】狐惑病。

【证候诊断】湿热瘀内蕴。

【西医诊断】贝赫切特综合征。

【治则】清热利湿，活血化瘀。

【处方】

土茯苓 30 g　生地 27 g　黄芩 27 g　忍冬藤 30 g　水牛角(先煎)30 g
秦皮 27 g　莪术 18 g　牡丹皮 12 g　赤芍 27 g　青葙子 27 g　密蒙花 9 g
香橼 9 g　香附 9 g　陈皮 6 g　佛手 6 g　甘草 3 g　14 剂

【二诊】2020 年 4 月 29 日。患者口腔溃疡疼痛好转，下肢红斑减少，眼痛较前缓解。四肢皮肤稍有瘙痒，干燥。舌红，苔黄，脉弦。2020 年 4 月 15 日实验室检查：血常规正常范围；C 反应蛋白 0.5 mg/L；红细胞沉降率 4.6 mm/h；抗核抗体，抗 ENA 抗体谱、抗 ds-DNA 抗体均阴性；免疫球蛋白正常；补体 C3：0.66 g/L，补体 C4：0.1 g/L；ANCA(—)；抗 M2 线粒体抗体(—)；类风湿因子 20 IU/mL。原方加白鲜皮 30 g，14 剂。

【三诊】2020 年 5 月 13 日。患者口腔溃疡发作频率减少，大约 1 月一次，有手关节疼痛，以右手第一、第二近端指间关节为主，下肢仍有红斑。查手关节无变形，无压痛。舌红，苔黄，脉弦。前方加白附子 9 g，14 剂。

【四诊】2020 年 6 月 10 日。口腔溃疡暂无发作，下肢仍有红斑，手关节无疼痛，稍有肿胀。舌红，苔薄黄，脉弦。前方减白附子，莪术加至 30 g，加郁金 12 g，14 剂。

临证心得

该患者有口腔溃疡、眼炎、皮肤病变、关节症状，症状较为典型。本病大多预后良好，但累及眼、中枢神经及大血管者预后不佳。该患者已经使用免疫抑制剂(沙利度胺)、生物制剂等，有一定疗效，但毒副反应大，尤其考虑患者正值育龄，而沙利度胺有致畸胎作用。如果能在使用中药控制病情的基础上，逐步减用西药，则可以减少相关毒副反应。

处方以沈师治疗贝赫切特综合征经验方土茯苓汤为基础，根据患者有葡萄膜炎、下肢红斑、关节疼痛等具体情况，加用青葙子、密蒙花清肝明目；莪术、赤芍活血化瘀；忍冬藤清热通络。

案二 韩某，女，29岁。2020年3月18日初诊。

患者近1年来口腔溃疡反复发作，伴手关节肿痛。仁济医院就诊考虑"白塞病"，予泼尼松片口服。目前泼尼松片上午15 mg，下午10 mg。口腔溃疡发作已减少，手关节肿痛缓解。有低热，T 37.5℃左右，夜尿多，便秘，胃脘胀闷不适。舌红，苔黄，脉滑。

【中医诊断】狐惑病。

【证候诊断】湿热内蕴。

【西医诊断】贝赫切特综合征。

【治则】清热利湿。

【处方】

土茯苓30 g　生地27 g　生石膏(先煎)60 g　金银花27 g　青蒿27 g　知母12 g　秦皮27 g　白附子9 g　白芥子9 g　虎杖30 g　枳壳12 g　半夏9 g　黄连9 g　吴茱萸3 g　香橼9 g　香附9 g　陈皮6 g　藿香9 g　白豆蔻(后下)3 g　甘草3 g　14剂

【二诊】2020年4月29日。患者目前无明显手关节疼痛，无发热。舌红，苔黄，脉滑。2020年4月28日利群医院实验室检查：白细胞13.35×10^9/L，中性粒细胞54.2%；C反应蛋白<0.5 mg/L；红细胞沉降率11 mm/h；铁蛋白14.2 ng/mL。原方14剂。

【三诊】2020年6月17日。患者目前口腔溃疡发作减少，仍有便秘，口苦，反酸。泼尼松片减为15 mg/d。舌红，苔黄，脉滑。2020年6月15日实验室检查：谷丙转氨酶14 U/L；肌酐76 μmol/L；白细胞12.2×10^9/L；铁蛋白12.4 ng/mL；红细胞沉降率15 mm/h，C反应蛋白1.42 mg/L。继予原方14剂。

【四诊】2020年7月29日。患者口腔溃疡发作减少，无发热，无关节痛。目前口服泼尼松片上午 12.5 mg，下午 5 mg。舌红，苔薄黄，脉弦滑。2020 年 7 月 27 日实验室检查：白细胞 13.9×10^9/L，中性粒细胞 57.7%；铁蛋白 13.2 ng/mL；红细胞沉降率 10 mm/h，C 反应蛋白 1.02 mg/L；肝肾功能正常范围。继予原方 14 剂。

临证心得

该患者就诊目的是使用中药治疗并谋求激素的减量。沈师认为，中药治疗取得疗效，需要一个过程，1～3 个月才能开始起效，6 个月以后才能明显有效。如果同时服用西药，待中药取得明显疗效后，再将西药逐渐减量，直至停用，以后单用中药治疗。除非是必须停用的西药，绝不可将西药立即减量或停用，必须在中药取得效果后，慢慢地逐渐减量。这个过程需要 2～3 年，甚至更长，因此有些患者最终无法成功减量。因此不管是医者，还是患者，都应该有足够的耐心，并对治疗过程中病情的多变，减量过程中病情的反复做好充分的心理准备。该患者能在 4 个月之内将激素减去 30%，可以说疗效很显著了。

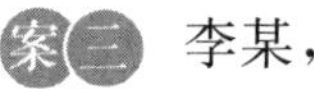

李某，女，29 岁。2020 年 3 月 25 日初诊。

患者近 2 年来口腔溃疡反复发作，并有胸骨后疼痛，吞咽时疼痛加重，胃镜发现食管溃疡。口腔溃疡疼痛时有发热，最高 T38℃，伴便秘。目前口服沙利度胺片 25 mg，隔日一次；泼尼松片 5 mg，每日一次。舌红，少苔，脉弦。2019 年 3 月 3 日(第九人民医院)胃镜：食管多发溃疡。

【中医诊断】狐惑病。

【证候诊断】阴虚血热。

【西医诊断】贝赫切特综合征。

【治则】滋阴清热。

【处方】

土茯苓 30 g　生地 27 g　生石膏(先煎)30 g　水牛角(先煎)30 g　忍冬藤 30 g　黄芩 27 g　黄连 9 g　莪术 27 g　牡丹皮 12 g　赤芍 27 g　金雀

根 30 g　郁金 9 g　陈皮 6 g　佛手 6 g　香附 9 g　甘草 3 g　14 剂

【二诊】2020 年 4 月 8 日。患者口腔溃疡疼痛稍缓，有口干、反酸、咽痛。舌红，少苔，脉弦。2020 年 3 月 28 日实验室检查：血常规正常范围；红细胞沉降率 16.9 mm/h；C 反应蛋白 0.5 mg/L；抗核抗体 1∶100，颗粒型，类风湿因子 20 IU/mL，抗 CCP 抗体（－），ANCA（－）。原方加秦皮 27 g，14 剂。

【三诊】2020 年 4 月 22 日。患者口腔溃疡发作疼痛减轻，沙利度胺已经减至 4～5 天 1 粒（25 mg）。食管疼痛减轻，隐痛，眼干涩，异物感。舌红，少苔，脉弦。继予前方 14 剂。

【四诊】2020 年 5 月 6 日。患者暂无口腔溃疡发作，沙利度胺已减至 7～8 天 1 粒。有口干、咽干，眼干涩。舌红，少苔，脉弦。前方土茯苓改为 60 g，秦皮改为 30 g，14 剂。

【五诊】2020 年 6 月 3 日。患者停用沙利度胺至 10 天后胸骨后有疼痛，口腔溃疡发作较前减少。有口干，腹泻 3～4 次/日。舌红，苔薄白，脉弦。前方加芦根 27 g、石榴皮 9 g，14 剂。

【六诊】2020 年 6 月 17 日。患者目前沙利度胺片 10 天 1 粒，超过 10 天则有胸骨后隐痛。无腹泻。舌红，苔薄白，脉弦。前方减石榴皮，加芡实 12 g，14 剂。

【七诊】2020 年 7 月 1 日。患者目前 7 天服用沙利度胺片 1 粒，胸骨后轻微疼痛。吹空调后又有腹泻，3 次/日。舌红，苔薄白，脉弦。继予前方 14 剂。

【八诊】2020 年 7 月 15 日。患者口腔溃疡范围减少，发作频率较前减小。胸骨后轻微疼痛。舌红，苔薄白，脉弦。继予前方 14 剂。

【九诊】2020 年 7 月 29 日。患者近 1 周未服用沙利度胺后出现下嘴唇溃疡，胸骨后隐痛加重，加服后缓解。舌红，苔薄白，脉弦。继予前方 14 剂。

【十诊】2020 年 8 月 19 日。患者目前口腔溃疡发作减少，程度减轻。沙利度胺维持每周 1 粒。胸骨后仍有隐痛。面部肌肉瞤动感，自觉怕热。舌红，少苔，脉弦。继予前方 14 剂。

临证心得

患者反复口腔、食管溃疡，发热，红细胞沉降率稍高，可以考虑“白塞病”诊断。本病虽然大部分预后良好，但该患者反复口腔、食管溃疡疼痛，严重影响了生活质量，再加上患者处于育龄期，服用沙利度胺片有致畸胎风险，也加重了患者的心理负担。本病例重点围绕沙利度胺片的减量问题，从该病例可见中药逐渐起效后减用西药是可行的，但这是一个长期、缓慢的过程，中间病情也会几经反复，需要医者、患者共同面对，互相理解和配合。

用药点滴

土茯苓

沈师在治疗口腔溃疡、白塞病时必用土茯苓这味药。

土茯苓为百合科植物光叶菝葜及土茯苓的干燥根茎，别名禹余粮、刺猪苓等。性味甘、淡，平，归肝、胃经。具有除湿、解毒、通利关节的作用。临床用于湿热淋浊、带下、痈肿、瘰疬、疥癣、梅毒及汞中毒所致的肢体拘挛、筋骨疼痛等。《本草正义》中说：“土茯苓，利湿去热，能入络，搜剔湿热之蕴毒。其解水银、轻粉毒者，彼以升提收毒上行，而此以渗利下导为务，故专治杨梅毒疮，深入百络，关节疼痛，甚至腐烂，又毒火上行，咽喉痛溃，一切恶症。”现代药理研究表明其根茎中含落新妇苷，黄杞苷等化学成分。白塞病具有口、眼、生殖器等溃疡、关节痛等症状，颇类似《金匮要略》中的狐惑病，病机与湿热有关，而土茯苓的药理作用与该病十分契合。

黄　芩

黄芩是沈师临床十分喜用的中药材，在其治疗类风湿关节炎的经验方羌活地黄汤及治疗系统性红斑狼疮的经验方红斑汤中，均有黄芩，而且使用的剂量较大，一般在30 g左右。

黄芩是唇形科植物黄芩的干燥根，味苦性寒，归脾、肺、胆、大肠、小肠经。具有清热燥湿、泻火解毒、止血、安胎的作用。临床用于湿温、暑温胸闷呕恶，湿热痞满，泻痢，黄疸，肺热咳嗽，高热烦渴，血热吐衄，痈肿疮毒，胎动不安等疾病。《药性论》中说："能治热毒，骨蒸，寒热往来，肠胃不利，破壅气，治五淋，令人宣畅，去关节烦闷，解热渴，治热腹中㽲痛，心腹坚胀。"

现代药理研究发现，黄芩根含黄芩苷元、黄芩苷、汉黄芩素、汉黄芩苷和黄芩新素，还含苯甲酸、β-谷甾醇等化学成分。具有抗炎、抗过敏、抗变态反应、抗微生物作用，还有解热、降压、利尿、利胆、解痉、镇静等多种作用。沈师看重的还是其抗炎、抗过敏、抗变态反应的作用，认为可以缓解多种风湿免疫病的临床症状，对抗其病理过程。

沈师认为本品没有不良反应，可以大剂量使用。

释疑解惑

问 沈师很重视白塞病的奇经八脉辨证，那么奇经八脉用药有什么经验和规律？

答 奇经八脉是任脉、督脉、冲脉、带脉、阴跷脉、阳跷脉、阴维脉、阳维脉的总称。它们与十二正经不同，既不直属脏腑，又无表里配合关系，其循行别道奇行，故称奇经。既能沟通十二经脉之间的联系，又对十二经气血有蓄积渗灌等调节作用。提到奇经八脉的辨证和用药，就不得不提到李时珍和叶天士这两位医家。李时珍除了撰写《本草纲目》这部药学巨著外，还著有《濒湖脉学》《脉诀考证》《奇经八脉考》等医学著作。《奇经八脉考》是李时珍对奇经八脉理论的归纳和阐述，汇集前人对奇经八脉的有关论述，详加考证，对每条奇经的循行和主治病证予以总结和阐述，丰富了奇经八脉理论，补充了经络学说。李时珍提出了许多奇经八脉用药经验，如肉桂、穿山甲、虎骨、木瓜入阴跷脉；苍耳子、细辛、附子、白果、狗脊、鹿角霜、鹿茸等入督脉；巴戟天、香附、川芎、黄芩等入冲脉；龟板、王不留行、泽兰、丹参、苍术入任脉等。至清代的叶天士，通过长期的医疗实践，观察分析了奇经的证候和病机，在继承前人的基础上，提出相应的治法方药。他的理论与经验，贯穿于许多案例之中。如使用填精养血药鹿角、鹿茸、当归、羊肉、河车、龟板、阿胶、动物脊髓等，并使用芳香之品麝香（引药向上）、小茴香（引药横向）、降香（引药向下）、生姜（引药由脏向皮）、细辛（引药由皮向脏）。主张使用血肉有情之品，阳虚予鹿角、鹿茸、鹿角霜、羊肉、羊肾、河车等；阴虚予龟板、阿胶、人乳、天门冬等。并提出鹿角、鹿茸、鹿角霜能通督脉之气；巴戟天、枸杞、肉苁蓉能补冲脉之气；龟板补任脉之血；当归补冲脉之血；龟得阴气最足，善通任脉；鹿得阳气最足，善通督脉等观点。这些用药经验至今对临床仍很有指导意义，有待进一步发掘与研究。

五、痛风案与析

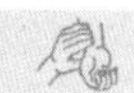

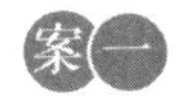

临床案例

案一 陈某，女，87岁。2020年6月11日初诊。

患者原有左侧第一跖趾关节疼痛史5年余，高尿酸血症史10余年，曾诊断“痛风”，平时未予重视。近一月来，患者无明显诱因下出现左侧第一跖趾关节疼痛，下地行走困难。无发热。有高血压病史20余年，冠心病史5年余。查体左侧第一跖趾关节红肿，局部肤温高，触痛。舌红，苔黄腻，脉弦滑。

【中医诊断】痹证。

【证候诊断】湿热痹。

【西医诊断】痛风性关节炎，高血压病，冠心病。

【治则】清热利湿，通痹止痛。

【处方】

黄芩9g　秦皮18g　络石藤18g　威灵仙15g　延胡索9g　赤芍9g　红花9g　牛膝9g　萆薢15g　白附子9g　木瓜9g　羌活6g　熟地15g　陈皮6g　14剂

【二诊】2020年6月25日。患者左侧第一跖趾关节疼痛缓解，有便秘,夜寐不安。舌红,苔黄腻,脉弦滑。原方加夜交藤 30 g、伸筋草 30 g、火麻仁 9 g、当归 9 g、郁金 9 g、厚朴 9 g, 14 剂。

【三诊】 2020 年 7 月 9 日。患者无明显关节疼痛,大便较前调畅。夜寐仍不安。舌淡红,苔薄黄,脉弦。继予前方 14 剂。

临证心得

第一跖趾关节疼痛为痛风性关节炎的典型发作部位。患者素有高尿酸血症,平时未积极控制血尿酸,为痛风的反复发作提供了基础。其病位在下,苔黄腻,脉弦滑,属湿热下注之证,久病必瘀,又兼经络痹阻。处方以秦皮、萆薢、伸筋草、木瓜、威灵仙清热祛湿;赤芍、红花、牛膝活血化瘀,牛膝又可引血下行;羌活、络石藤祛风;延胡索活血散瘀,理气止痛,白附子祛风止痛,共收清热利湿、通痹止痛之效。

案二 丁某,男,58 岁。2020 年 6 月 3 日初诊。

患者有高尿酸血症史 10 余年,未予重视,平时有饮酒史,黄酒半斤/日。有"脂肪肝"史 10 余年。"痛风"史 4 年,每次发作时足底疼痛。本次又有足底疼痛 3 天,下地走路疼痛加重。2020 年 6 月 1 日外院查尿酸 587 μmol/L,谷丙转氨酶 65 U/L。舌红,苔黄腻,脉弦滑。

【中医诊断】 痹证。

【证候诊断】 湿热痹。

【西医诊断】 痛风性关节炎,脂肪肝。

【治则】 清热利湿,通痹止痛。

【处方】

生地黄 27 g　秦皮 27 g　伸筋草 27 g　络石藤 30 g　马齿苋 30 g　关白附 18 g　白芥子 9 g　鸡骨草 30 g　陈皮 6 g　佛手 6 g　甘草 3 g　14 剂

【二诊】 2020 年 6 月 17 日。患者足底疼痛缓解,步行无疼痛加重。舌红,苔黄腻,脉弦。继予原方 14 剂。

临证心得

代谢性关节炎与性激素分泌、肾上腺皮质激素水平等内分泌情况异常有关，或是因寒冷、潮湿、疲劳等因素造成人体代谢异常也是原因之一，常见如痛风性关节炎、糖尿病性关节炎等。该类患者往往有代谢综合征，集肥胖、高血糖、高血压、血脂异常、高血黏度、高尿酸、脂肪肝等多种代谢紊乱于一身。该患者有脂肪肝、高尿酸血症，喜饮酒，除了控制尿酸，解除关节疼痛以外，还要对患者进行宣教，使其戒酒、减轻体重、适当增加运动。处方为沈师治疗痛风经验方马齿苋汤加减，加入鸡骨草是因患者肝功能异常，对于肝功能异常，沈师常予鸡骨草或鸡骨草、垂盆草同用。

用药点滴

络石藤

笔者在跟师学习过程中发现络石藤、伸筋草、秦皮都是沈师在治疗痛风时喜用的药材。

络石藤为夹竹桃科植物络石的干燥带叶藤茎。味苦，性微寒，归心、肝、肾经。具有祛风通络、凉血消肿的功效。用于风湿热痹、筋脉拘挛、腰膝酸痛、喉痹、痈肿、跌扑损伤。《要药分剂》中说：“络石之功，专于舒筋活络。凡患者筋脉拘挛，不易伸屈者，服之无不获效，不可忽之也。”

现代药理研究表明，络石藤含牛蒡苷、络石苷、去甲络石苷、穗罗汉松树脂酚苷、橡胶肌醇等多种化学成分，具有抑菌作用，牛蒡苷可引起血管扩张，血压下降。其所含黄酮苷对于尿酸合成酶黄嘌呤氧化酶有显著抑制作用，因而可以降低尿酸。

伸筋草

伸筋草为石松科植物石松的干燥全草，味微苦、辛，性温，归肝、脾、肾经。有祛风除湿、舒筋活络的功效。用于关节酸痛、屈伸不利。《本草拾遗》中说："主久患风痹，脚膝疼冷，皮肤不仁，气力衰弱。"

现代药理研究表明，伸筋草全草含石松碱、棒石松碱、棒石松洛宁碱、法氏石松碱等化学成分。石松水浸剂对由皮下注射枯草浸剂引起发热之家兔有降温作用；还有报道石松有利尿、增进尿酸排泄之作用，还能解除小儿之痉挛性尿潴留及便秘等。伸筋草渗漉法提取液对小鼠热板法试验、醋酸扭体法试验均有镇痛作用。

威灵仙

沈师擅长治疗风湿免疫病，威灵仙就是他常用的一味祛风湿药材。

威灵仙为毛茛科植物威灵仙、棉团铁线莲（山蓼）或东北铁线莲（黑薇）的干燥根及根茎。味辛、咸，性温，归膀胱经。功能祛风除湿、通络止痛。用于风湿痹痛、肢体麻木、筋脉拘挛、屈伸不利、骨鲠咽喉。其性善行，能通行十二经络，故对全身游走性风湿痛尤为适宜。用于风湿所致的肢体疼痛及脚气疼痛等症，常与羌活、独活、牛膝、秦艽等配伍同用。《本草经疏》中说："威灵仙，主诸风，而为风药之宜导善走者也。腹内冷滞，多由于寒湿，心膈痰水，乃饮停于上、中二焦也，风能胜湿。湿病喜燥，故主之也。膀胱宿脓恶水，靡不由湿所成，腰膝冷疼，亦缘湿流下部侵筋致之，祛风除湿，病随去矣。"

现代药理研究表明，威灵仙含有白头翁素、白头翁内酯、甾醇、糖类、皂苷等化学成分，能轻度提高小鼠痛阈（热板法），故可能有镇痛效能；另有降血压、抗利尿、降血糖等作用。

释疑解惑

问 痛风患者为什么经常在夜间发作？

答 首先夜间尿酸容易沉积，因为痛风发作与尿酸盐结晶有关，析出的尿酸盐结晶沉积在关节，发生急性痛风性关节炎。尿酸盐的溶解度受体内尿酸浓度、血液循环、局部温度等影响，夜间气温比较低，血流速度比较慢，关节休息时，渗出的液体以较慢的速率重新吸收入血浆，加之晚间饮水比较少，血液比较黏稠，使得尿酸容易在局部聚集，达到一定浓度，析出结晶，诱发关节炎。其次夜间激素水平比较低，糖皮质激素有助于排尿酸，还能抗炎止痛，痛风患者急性期用激素可以使疾病迅速缓解。糖皮质激素一般在早上8时左右分泌，到中午时作用达高峰，午夜是激素分泌低谷，体内激素作用在凌晨前达低谷，凌晨前人体代谢水平非常低，痛风容易发作。以上原因使得痛风经常在夜间发作。

问 痛风为何好发于第一跖趾关节等足部关节？

答 痛风的急性发作与物理创伤有一定的相关联系，足部关节经常碰磕，易受损伤；第一跖趾关节位于肢体末端，此处的软骨、滑膜及关节周围的组织血管少，血液循环缓慢，基质中含黏多糖酸及结缔组织丰富，尿酸易沉积于此处；再加上肢端温度较低，尿酸盐溶解度下降，尿酸更容易析出形成晶体沉积。因此有痛风的患者要注意保护足部关节，避免剧烈运动和长时间步行等，穿鞋要舒适合脚，注意足部保暖，睡前可以泡脚或按摩足部，能加快足部的血液循环，从而降低痛风的发生率。

六、强直性脊柱炎案与析

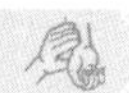

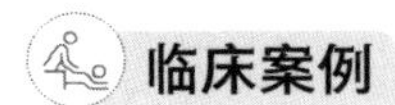

临床案例

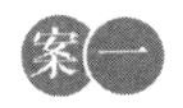

案一 阙某，男，27岁。2020年4月8日初诊。

患者2018年即因腰背疼痛，在仁济医院行骶髂关节CT检查，提示“骶髂关节炎”，诊断为“强直性脊柱炎”，患者未予重视，未行进一步正规治疗。近2月来两侧腹股沟疼痛，搬重物后明显。2020年3月23日苏州当地医院查HLA－B27(＋)，ANA、抗ENA抗体谱均阴性。查体枕壁试验(－)，胸廓扩展正常范围，Schober试验(－)，双侧骨盆按压(＋)，下肢4字试验(＋)。舌淡，苔薄白，脉沉。

【中医诊断】 督脉痹。

【证候诊断】 督脉空虚，风寒湿痹。

【西医诊断】 强直性脊柱炎。

【治则】祛风除湿散寒，补肾壮督。

【处方】

羌活 27 g　关白附 18 g　忍冬藤 30 g　黄芩 27 g　金雀根 30 g　生地 18 g　白芥子 9 g　续断 9 g　狗脊 9 g　陈皮 6 g　佛手 6 g　香橼 9 g　甘草 3 g　14 剂

【二诊】2020 年 4 月 22 日。患者仍有两侧腹股沟疼痛，晨起明显。舌淡，苔薄白，脉沉。予原方续断改为 18 g，狗脊改为 18 g，加鹿角片 18 g，14 剂。

【三诊】2020 年 5 月 6 日。患者两侧腹股沟疼痛稍有缓解。舌淡，苔薄白，脉沉。继予前方 14 剂。

临证心得

患者为青年男性，腹股沟疼痛，骶髂关节 CT 示有骶髂关节炎，HLA-B27 阳性，诊断明确。沈师认为本病中医病名为“督脉痹”为妥帖。其既属于自身免疫性疾病，自然也符合沈师治疗风湿免疫病的“7＋1”辨治体系。故处方与沈师治疗类风湿关节炎的基本方“羌活地黄汤”有许多相似之处，唯本病以肾虚、督脉空虚为特点，故重用鹿角、狗脊、续断等补肾壮督之品。

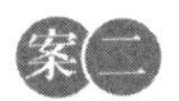

戴某，男，32 岁。2020 年 7 月 8 日初诊。

患者 10 年前因髋关节疼痛在外院诊断为“强直性脊柱炎”，曾不规范服用非甾体抗炎药及柳氮磺吡啶，症状反复。近 20 天前又出现髋关节隐痛，晨起明显。查体枕壁试验(－)，胸廓扩展正常范围，Schober 试验(－)，双侧骨盆按压(＋)，下肢 4 字试验(＋)。舌淡红，苔薄黄，脉弦涩。

【中医诊断】督脉痹。

【证候诊断】督脉空虚，痰瘀热互阻。

【西医诊断】强直性脊柱炎。

【治则】清热化痰，活血化瘀，补肾壮督。

【处方】

羌活 30 g　忍冬藤 30 g　黄芩 30 g　白附子 18 g　白芥子 12 g　川芎 9 g　莪术 18 g　生地黄 30 g　熟地 30 g　续断 12 g　狗脊 12 g　陈皮 6 g　香橼 9 g　香附 9 g　甘草 3 g　14 剂

【二诊】2020 年 7 月 22 日。患者髋部疼痛稍缓，有腰酸，翻身时胁肋疼痛。7 月 8 日血常规：白细胞 13.8×10^9/L，C 反应蛋白 31.9 mg/L，红细胞沉降率 71.6 mm/h。舌淡红，苔薄黄，脉弦涩。原方加牛膝 27 g、鹿角片 18 g、龟板 30 g，14 剂。

【三诊】2020 年 8 月 5 日。患者髋部疼痛，腰酸较前缓解，翻身时仍有胁肋疼痛。舌淡红，苔薄黄，脉弦。继予前方 14 剂。

临证心得

处方与前病例相似，为沈师治疗强直性脊柱炎经验方羌活地黄汤与鹿角壮督方化裁而来。鹿角、龟板俱为血肉有情之品，前者补八脉之阳虚，后者补八脉之阴虚，两药合用，阴阳双补，补肾壮督，用龟板还有“阴中求阳”之意。

用药点滴

鹿　角

沈师在临床上较少使用动物类药材，偶尔使用的有鹿角片、鹿角胶、鹿茸、龟甲等。临床使用没有发现有关抗体被激活、加重病情的情况。

鹿角为梅花鹿或马鹿的角，一般于冬季或早春连脑骨一起砍下称“砍角”，或自基部锯下，洗净，风干；或在春末拾取自然脱落者，称“退角”。鹿角胶为鹿角经水煎熬、浓缩制成的固体胶。两者都含胶质、磷酸钙、碳酸钙、磷酸镁、氨基酸及氮化物等。味甘、咸，性温。归肾、肝经。具有补肾阳、益精血、强筋骨、行血消肿等功效，主治肾虚腰脊冷痛、阳痿遗精、崩漏、白带、尿频尿多、阴疽疮疡、乳痈肿痛、跌打瘀肿、筋骨疼痛等症。

风湿免疫性疾病部分患者长期服用类固醇激素，肾上腺皮质功能减退，中医认为属肾精亏损，精华流失，需治以补肾填精的方法。叶天士认为："凡内损精血形气，奇脉纲维失护，当予味厚质静或血肉有情之品填实精髓。"提出了使用血肉有情之品的观点。《本草汇言》也说："鹿角胶，壮元阳，补血气，生精髓，暖筋骨之药也。前古主伤中劳绝，腰痛羸瘦，补血气精髓筋骨肠胃。虚者补之，损者培之，绝者续之，怯者强之，寒者暖之，此系血属之精，较草木无情，更增一筹之力矣。"使用类固醇激素减量时，一般至每天3片后再继续减量就比较困难，病情容易反跳，必须在病情稳定与血浆皮质醇稳定的基础上才能谨慎减量。使用鹿角片（胶）、鹿茸、熟地、龟板等药材，能促进肾上腺皮质功能，促使低下的血浆皮质醇水平上升，有利于激素减量。

续　断

沈师认为强直性脊柱炎属于中医"督脉痹"范畴，故在治疗强直性脊柱炎时经常使用鹿角、杜仲、续断、狗脊等补肝肾、强筋骨药物。

续断为川续断科植物川续断的干燥根。味苦、辛，性微温。归肝、肾经。具有补肝肾、强筋骨、续折伤、止崩漏等功效。用于腰膝酸软、风湿痹痛、崩漏、胎漏、跌扑损伤。酒续断多用于风湿痹痛、跌扑损伤。盐续断多用于腰膝酸软。常用剂量9～15 g。《药品化义》中说："续断，苦养血脉，辛养皮毛，善理血脉伤损，接续筋骨断折，故名续断。外消乳痈、瘰疬，内清痔漏、肠红，以其气和味清，胎产调经，最为稳当。且苦能坚肾，辛能润肾，可疗小便频数，精滑梦遗，腰背酸疼，足膝无力，此皆肾经症也。若同紫菀用之，调血润燥，治血枯便闭，大能宣通血气而不走泄。"

现代药理研究表明，续断含有当药苷、马钱子苷、茶茱萸苷等化学成分，具有止血、镇痛等作用。

狗　脊

狗脊为沈师喜用的补益肝肾类药物，经常在治疗强直性脊柱炎等疾病时使用。

狗脊为蚌壳蕨科植物金毛狗脊的干燥根茎。味苦、甘，性温。归肝、肾经。具有补肝肾、强腰脊、祛风湿的功效。用于腰膝酸软、下肢无力、风湿痹痛。常用剂量6～12 g。《本草经疏》中论及狗脊治肾虚诸证，颇为详尽。“狗脊，苦能燥湿，甘能益血，温能养气，是补而能走之药也。肾虚则腰背强，机关有缓急之病，滋肾益气血，则腰背不强，机关无缓急之患矣。周痹寒湿膝痛者，肾气不足，而为风寒湿之邪所中也，兹得补则邪散痹除而膝亦利矣。老人肾气衰乏，肝血亦虚，则筋骨不健，补肾入骨，故利老人也。失溺不节，肾气虚脱故也。《经》曰，腰者肾之府，动摇不能，肾将惫矣。此腰痛亦指肾虚而为湿邪所乘者言也。气血不足，则风邪乘虚客之也。淋露者，肾气与带脉冲任俱虚所致也。少气者，阳虚也。目得血而能视，水旺则瞳子精明，肝肾俱虚，故目闇。女子伤中，关节重者，血虚兼有湿也，除湿益肾，则诸病自瘳，脊坚则俯仰自利矣。”

现代药理研究表明，狗脊含有蕨素R、金粉蕨素、金粉蕨素-2′-O-葡萄糖苷、金粉蕨素-2′-O-阿洛糖苷等化学成分，具有增加心肌营养性血流、止血等作用。

龟　板

龟板是沈师少数使用的动物类药物之一。

龟板为龟科动物的腹甲及背甲。别名龟甲、龟板、败龟板等。味咸甘，性平。入心、肝、肾经。具有滋阴、潜阳、补肾、健骨的功效。主治肾阴不足、骨蒸劳热之证，如吐血、衄血、久咳、遗精、崩漏、带下、腰痛、骨痿、阴虚风动、久痢、久疟、痔疮、小儿囟门不合。处方中写龟板指生龟板，为原药材洗净晒干，捣碎入药者。分为血板和烫板。血板又名血龟板。将乌龟杀死，取腹甲剔除筋肉，洗净晒干所得之龟板药材。烫板又名汤板，将乌龟煮死所得之龟板药材。均以去净筋肉、干燥洁净者为佳。炒龟板为净龟板片用沙子炒黄入药者。醋龟板又名炙龟板，为净龟板片用沙子炒黄，趁热浸入醋中，用清水冲洗后晒干入药者，其滋阴功效增强。龟板胶又名龟胶、龟甲胶、龟板膏。为净龟板经煎熬、浓缩制成的胶质块状物，呈褐色半透明，兼有补血止血之功。

朱丹溪发现龟板大有补阴之功。由于丹溪的发现，龟板一药才以著名的滋阴药为后人广泛使用，并被后世医家誉为“大补真水，为滋阴第一神品”。丹溪又以龟板为主药，创立大补阴丸，用熟地、龟板、知母、黄柏等滋肾水，降阴火。并深刻批评习用温燥的《局方》。在以上理论和实践的基础上，丹溪确立“滋阴降火”的治则，倡导滋阴学说，丹溪也因此被后世尊为滋阴派的代表。

现代药理研究表明，龟板含动物胶、角蛋白、脂肪和钙、磷等，亦含天冬氨酸、苏氨酸、丝氨酸、谷氨酸、脯氨酸、甘氨酸等18种氨基酸。龟上甲总氨基酸的含量相应低于龟下甲。此外还含有碳酸钙、氧化钙、氧化镁、五氧化二磷及钠、钾、铁的氧化物，微量元素锶、铁、铜等。可提高小鼠网状内皮系统的吞噬功能，显著增加吞噬指数和吞噬系数；亦有使正常及免疫抑制状态下小鼠的脾脏、胸腺增重的作用，对环磷酰胺引起的末梢白细胞减少有一定的保护作用；能提高机体抗肿瘤的免疫能力，其提取物对肉瘤S180、艾氏腹水瘤和腹水型肝癌有抑制作用；龟板对大鼠、豚鼠、家兔及人的离体子宫均有明显的兴奋作用；用龟板、生地合剂灌胃，可使小鼠耗氧量及cAMP值的升高降低至接近正常范围；用龟上甲、龟下甲煎液(100%)给大鼠灌胃，可使甲亢型阴虚大鼠体重增加、饮水量减少、尿量增加、血浆黏度及血清T_3、T_4含量均降低；并有对抗由大剂量T_3造成的甲状腺功能亢进阴虚大鼠胸腺明显萎缩及甲状腺、肾上腺、脾脏重量减轻的作用，使之恢复至正常。

释疑解惑

问 患者辨证为风寒湿痹，为何方中还要加入黄芩、忍冬藤等清热解毒药物?

答 结合现代医学对本病的认识，强直性脊柱炎是四肢大关节以及椎间盘纤维环及其附近结缔组织纤维化和骨化，以关节强直为病变特点的慢性炎性疾病。黄芩、忍冬藤等药物具有抗炎、调节免疫的作用，忍冬藤另具有疏风通络的作用，二药使用契合本病现代病理，对缓解病情进展有益。况且二药并非方中主药，方中另有鹿角片、羌活、白芥子、续断、狗脊等温热性质的药物，寒温兼施，使全方清热而不伤阳、温阳而不生燥。

问 强直性脊柱炎与骨关节炎、腰椎间盘突出症等疾病都属于中医“痹证”范畴，它们在治疗选药上有何不同，是否存在特殊引经药或“特效中药”？

答 强直性脊柱炎是一种慢性炎症性疾病，多发生于年轻男性，主要侵犯骶髂关节、脊柱骨突、脊柱旁软组织及外周关节，并可伴发关节外表现。骨关节炎(osteoarthritis, OA)为一种滑膜关节的退行性病变，系由于增龄、肥胖、劳损、创伤等因素引起的关节软骨退化损伤、关节边缘和软骨下骨反应性或代偿性增生，又称为骨关节病、退行性关节炎、老年性关节炎、肥大性关节炎等。临床表现为缓慢发展的关节疼痛、压痛、僵硬、肿胀、活动受限及关节畸形等，多累及手指关节、膝、脊柱、髋等。患病以中老年人常见。虽然本病可以继发于炎症性关节疾病，近年来的发病机制也发现有软骨破坏释放碎片刺激、炎症介质作用等因素，但本质不是慢性炎症。病理基础是关节软骨病变。腰椎间盘突出症系指因椎间盘变性、纤维环破裂、髓核突出而刺激或压迫神经根、马尾神经所表现出的一种综合病症，也是日常生活中腰腿痛常见的原因之一。腰椎间盘突出症的发生主要和椎间盘退变、损伤、妊娠、遗传、发育异常等因素密切相关，而腰部外伤、姿势不当也能引起腰椎间盘突出。该病好发于青壮年、工作姿势不良者、孕妇及更年期女性等。

在中医病名上可以统属于“痹证”范畴。但强直性脊柱炎命名为“督脉痹”为宜，而骨关节炎、腰椎间盘突出归属于“骨痹”“肾痹”“背偻”等为宜。强直性脊柱炎属本虚标实之病，其本在肾阴不足，精血亏损，损伤筋骨，感受风、寒等外邪所发。骨关节炎也是虚实夹杂的疾病，但以肾虚髓亏为主；腰椎间盘突出以肾虚和气滞血瘀、寒湿阻络为主。治疗上强直性脊柱炎要突出“补肾壮督”，可以重用鹿角、续断、狗脊等补肾壮督之品；骨关节炎重用补益肝肾之品，如补骨脂、骨碎补、菟丝子、巴戟天、淫羊藿、熟地等；腰椎间盘突出症有神经压迫的因素，治疗以牵引、理疗，甚至手术为主，药物治疗可以行气、活血、祛风、化湿药物为主。治疗需要根据中医辨证，根据病情，选用合适有效的内服、外治方法，或以生活方式的改变来缓解病情，没有所谓的“特效中药”，更要警惕以纯中药之名，却加入非甾体类抗炎镇痛药物、激素的所谓“神药”。

问 补肾壮阳与补肾壮督有什么区别?

答 肾阳亦称“真阳”“元阳”“命门之火”，指肾脏的阳气，有温养腑脏的作用，为人体阳气的根本。肾阳与肾阴相互依存，两者结合，以维持人体的生理功能和生命活动。肾阳虚症状：腰膝酸痛或腰背冷痛，畏寒肢冷，尤以下肢为甚；头目眩晕，精神萎靡，面色白或黧黑；舌淡胖苔白，脉沉弱；男性易阳痿早泄，女性易宫寒不孕；或大便久泄不止，完谷不化，五更泄泻；或浮肿，腰以下为甚，按之凹陷不起，甚则腹部胀痛，心悸咳喘。

督脉起于小腹内胞宫，体表出于曲骨穴，向下走会阴部，向后行于腰背正中至尾骶部的长强穴，沿脊柱上行，经项后部至风府穴，进入脑内，沿头部正中线，上行至巅顶百会穴，经前额下行鼻柱至鼻尖的素髎穴，过人中，至上齿正中的龈交穴。邪犯督脉可表现为牙关紧闭、头痛、四肢抽搐，甚则神志昏迷、发热，苔白或黄，脉弦或数。督脉虚衰可表现为头昏头重，眩晕，健忘，耳鸣耳聋，腰脊酸软，佝偻形俯，舌淡，脉细弱；督脉阳虚可表现为背脊畏寒，阳事不举，精冷薄清，遗精，女子少腹坠胀冷痛，宫寒不孕，腰膝酸软，舌淡，脉虚弱。督脉是人体奇经八脉之一，六条阳经都与督脉交会于大椎，具有调节阳经气血的作用，故称为“阳脉之海”。肾阳主一身之阳，督脉起源于肾，故肾阳虚涵盖的范围更广，补肾壮阳指温补肾阳的方法，包括了部分补肾壮督的方法；督脉阳虚症状与肾阳虚症状类似，但督脉自有其特定走向，与脑、脊柱疾病关系密切，有入督脉的引经药物，补肾壮督不仅针对督脉阳虚，也针对任何督脉虚损、邪犯督脉的疾病，故不限于温阳药物。

七、系统性硬化病案与析

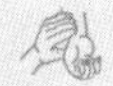

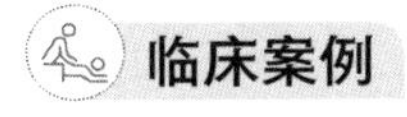

临床案例

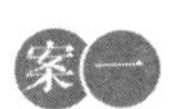

案一 晏某，男，72岁。2021年9月29日初诊。

患者2019年起无明显诱因下出现双手手指皮肤变硬变厚，手指肿胀，遇冷水手指发白，疼痛。逐渐出现上臂皮肤变紧，口干，便秘。未经诊治。查体口周见放射性沟纹，手指肿胀，皮肤增厚，紧绷，褶皱消失，上臂皮肤紧绷。舌暗红，苔黄腻，脉弦。

【中医诊断】皮痹。

【证候诊断】痰瘀热互结。

【西医诊断】系统性硬化病？

【治则】清热化痰散瘀。

【处方】

生地黄30 g　忍冬藤30 g　黄芩27 g　羊蹄根18 g　白附子18 g　白芥子9 g　金雀根30 g　川芎9 g　鬼箭羽27 g　赤芍27 g　牡丹皮12 g　香橼9 g　香附9 g　陈皮6 g　甘草3 g　14剂

【二诊】2021年10月13日。患者仍有手指肿胀，皮肤紧绷。舌暗红，苔黄腻，脉弦。2021年9月29日红细胞沉降率44.4 mm/h，ANA 1∶320，颗粒型，抗SSA(+)，抗Scl-70(+)，抗ds-DNA(-)，抗心磷脂抗体(-)，ANCA(-)，免疫球蛋白IgG 18.6 g/L，补体正常，RF 29.1 IU/mL。继予原方14剂。

◆临证心得

患者有近端皮肤硬化病的临床表现，有雷诺现象，抗核抗体阳性，Scl-70抗体阳性，系统性硬化病可以诊断。并有口干、抗SSA抗体阳性、RF阳性，考虑系统性硬化病与干燥综合征重叠。沈师认为本病属于肾虚，痰瘀互结，日久郁热，先凝结于肌表，痹阻于经络，后期累及内脏。故处方以生地滋阴补肾；忍冬藤、黄芩、羊蹄根清热解毒；白附子、白芥子化痰；金雀根、牡丹皮、川芎、鬼箭羽、赤芍活血化瘀。

用药点滴

白芥子

白芥子是沈师喜用的化痰类药物。在痰凝关节、局部肿胀时常加用本品。

白芥子为十字花科植物白芥的种子。味辛，性温，入肺、胃经。有利气豁痰、温中散寒、通络止痛之功。用治痰饮咳喘、胸胁胀满疼痛、反胃呕吐、中风不语、肢体痹痛麻木、脚气、阴疽、肿毒、跌打肿痛等。《本草纲目》中说本品“利气豁痰，除寒暖中，散肿止痛。治喘嗽反胃，痹木脚气，筋骨腰节诸痛”。《本草新编》中称赞本品：“白芥子善化痰涎，皮里膜外之痰无不消去，实胜于半夏、南星。半夏性燥而烁阴，南星味重而损胃。独白芥子消化痰涎，又不耗损肺、胃、肝、心之气，入于气分而实宜，即用于血分而亦当者也。”临床常合用紫苏子、莱菔子组成“三子养亲汤”治疗高年咳嗽，气逆痰痞。本品既可内服，又可研末调敷外用。

现代药理研究表明，白芥子含芥子油苷，内有白芥子苷，还含脂肪油、芥子酶、芥子碱和多种氨基酸，具有抗菌、镇咳、祛痰、平喘等作用。

释疑解惑

问 皮痹的历史沿革是怎样的，古代医家对皮痹有什么发挥？

答 《内经》提出了“痹”的病名，而且对其病因病机、证候分类以及转归、预后等作了较详细的论述。其中，按五体痹分为“骨痹”“筋痹”“脉痹”“肌痹”“皮痹”。首次提出了“皮痹”的概念。《素问·痹论》篇中有“以秋遇此者为皮痹”“皮痹不已，复感于邪，内舍于肺”“在于皮则寒”等记载，体现了以五脏为中心的整体观。《素问·五脏生成》则认为皮痹与血行瘀滞有关，“卧出而风吹之，血凝于肤者为痹”。后世医家以《内经》为圭臬，结合临床实际，多有发挥。隋代《诸病源候论·风痹候》中提出“秋遇痹者为皮痹，则皮肤无所知。皮痹不已，又遇邪者，则移入于肺，其状，气奔痛。”其描述与《内经》类似，特色是以导引法来治疗痹证。宋代《圣济总录·皮痹》指出皮痹除皮肤表现外，还可以见到肢体和脏腑的症状，如项强背痛、四肢缓弱、胸满短气、言语声嘶、腹胀胁满、大肠不利等症。明代李中梓在《医宗必读·痹》中强调“疏风养血”的治疗原则，至今仍指导临床。至清代《张氏医通·卷六》：“皮痹者，即寒痹也。邪在皮毛，瘾疹风疮，搔之不痛，初起皮中如虫行状。”多因脾肾阳虚，风寒湿邪乘虚郁留，经络气血痹阻，营卫失调而成。治宜温经助阳，祛风散寒，调合营卫。有“痹在皮。越婢汤加羌活、细辛、白蒺藜”等记载。外用透骨草、艾叶等煎水湿洗，或浸浴熏蒸等疗法。清代沈金鳌在《杂病源流犀烛》中认为“有皮肤麻木者，是肺气不行也”。治宜芍药补气汤，从肺论治。

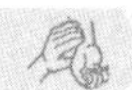

八、银屑病关节炎案与析

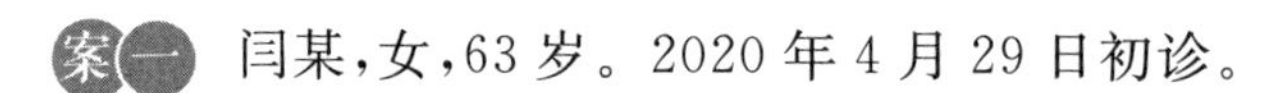

临床案例

案一 闫某，女，63岁。2020年4月29日初诊。

患者10年前出现下肢皮疹，外院皮肤科诊断为“银屑病”，近6年来出现手、膝等处关节疼痛，外院诊断为“银屑病关节炎”，予解热镇痛药物等。目前皮疹已经得到控制，仍有左手中指掌指关节、膝关节肿胀疼痛，夜寐不安，下肢酸软无力。查体左手第三指近端指间关节肿胀，轻度触痛，双手第二、第三掌指关节肿胀，无触痛，膝关节稍肿胀，肤温稍高，触痛。舌红，苔薄白，脉弦涩。

【中医诊断】 痹证。

【证候诊断】 风热相搏，瘀毒互结。

【西医诊断】 银屑病关节炎。

【治则】 祛风清热，解毒散瘀。

【处方】

羌活27 g　生地黄27 g　忍冬藤30 g　黄芩27 g　土茯苓30 g　白鲜皮27 g　关白附18 g　白芥子9 g　金雀根30 g　莪术18 g　川芎9 g　香

橼 9 g　香附 9 g　甘草 3 g　陈皮 6 g　佛手 6 g　14 剂

【二诊】2020 年 5 月 13 日。患者手关节疼痛稍缓，仍有膝关节疼痛。自诉便秘。舌红，苔薄黄，脉弦涩。原方加虎杖 15 g，14 剂。

【三诊】2020 年 5 月 27 日。患者手及膝关节疼痛、肿胀较前缓解，大便畅，但仍有下肢酸软无力。舌红，苔薄黄，脉弦涩。继予前方 14 剂。

临证心得

患者先出现银屑病皮疹，后出现关节疼痛症状，诊断并不困难。治疗上，沈师强调以祛风、清热、散瘀为主。处方以沈师治疗银屑病关节炎的经验方“羌活三根汤”加减化裁而来。以羌活、虎杖祛风；忍冬藤、黄芩、白鲜皮、土茯苓清热；其中白鲜皮、土茯苓尚可燥湿利湿，有助于银屑病皮损的恢复；金雀根、莪术、川芎活血化瘀；白附子祛风止痛。其中虎杖一药，既可清热、利湿，又可散瘀、止痛，可谓一药多能。

用药点滴

白鲜皮

沈师临床不仅把握疾病宏观治疗，也注重解决具体问题。他常说“头痛医头，脚痛医脚”固然不算高明，但连这个也做不到怎么能够取信于患者，解决更复杂的问题呢？

沈师在遇到患者有皮肤瘙痒、湿疹等情况时往往加用白鲜皮。

白鲜皮，别名白藓皮、山牡丹等，为芸香科多年生草本植物白鲜和狭叶白鲜的根皮。味苦，咸，性寒，归脾、肺、胃、小肠、膀胱经。具有清热燥湿、祛风止痒、解毒之功效。主治风热湿毒所致的风疹、湿疹、疥癣、黄疸、湿热痹。《药性论》说其：“治一切热毒风，恶风，风疮、疥癣赤烂，眉发脱脆，皮肌急，壮热恶寒；主解热黄、酒黄、急黄、谷黄、劳黄等。”

现代药理研究表明白鲜皮提取物能有效对抗Ⅰ、Ⅳ型变态反应，具有良好的抗过敏作用；具有较显著的局部止痒效果。

该药不仅可止痒，还能针对风湿免疫病的病机“风湿热毒”，故为沈师所喜用。

虎　杖

虎杖又名花斑竹、斑杖根、大叶蛇总管等，为蓼科植物虎杖的干燥根茎和根，味微苦，性微寒，归肝、胆、肺经。具有祛风利湿、散瘀定痛、止咳化痰等功效。用于关节痹痛、湿热黄疸、经闭、癥瘕、水火烫伤、跌扑损伤、痈肿疮毒、咳嗽痰多。《本草述》中说：“虎杖之主治，其行血似与天名精类，其疗风似与王不留行类，第前哲多谓其最解暑毒，是则从血所生化之原以除结热，故手厥阴之血脏与足厥阴之风脏，其治如鼓应桴也。方书用以疗痉病者，同于诸清热之味，以其功用为切耳，然于他证用之亦鲜，何哉？方书用以治淋，即丹溪疗老人气血受伤之淋，亦以为要药，于补剂中用之矣。谓虚人服之有损者，与补剂并行，其庶几乎。”

现代药理研究表明，虎杖根和根茎含游离蒽醌及蒽醌苷，主要为大黄素、大黄素甲醚和大黄酚，以及蒽苷 A、蒽苷 B。本品具有抗菌、抗病毒、保肝、降脂、降血糖、降血压、对心脏正性肌力、增加心肌血流量作用，还具有解热镇痛、抗肿瘤、免疫抑制等作用。

由于虎杖既能祛风利湿，散瘀定痛，又有免疫抑制等作用，故为沈师临床喜用。又因本品含蒽醌苷，沈师遇轻度便秘更是经常加用虎杖。

释疑解惑

问 应该怎样认识风湿病“7＋1”发病机制中的毒邪？

答 毒邪既可以是病因，也可以是病理产物，但作为病理产物，又反过来作为病因为害人体，所以毒邪主要是个病因概念。以人体为界，可分为“外毒”“内毒”两类。外毒包括：①化学致病物，如药毒、毒品、各种污染、秽毒等；②物理致病物，如跌扑损伤等意外伤害，水、火、雷、电等自然灾害，气候、气温变化，噪声、电磁波、超声波、射线辐射对人体的干扰等；③生物致病物，如温病毒邪、疫疠之毒、虫兽毒等。内毒包括：①饮食变毒，如酒毒、食积化毒、粪毒、糖毒、脂毒等；②水液成毒，如水毒、湿毒、痰毒、尿毒、浊毒等；③诸气生毒，如火毒、热毒等；④血瘀生毒，如瘀毒、出血、癥瘕等。毒邪在某些疾病发病中起着主导作用。没有毒，相应的疾病就不会发生。正气不足是发病的内在根源。伏毒是毒邪内伏于人体，人体正气尚可耐受制约毒邪，有的人“终生带毒”“带毒生存”。发病与否，取决于毒邪的强弱和正气的盛衰及其相互作用的结果。防治毒邪可概括为治毒与扶正两个方面。治毒以解决主要矛盾。治“毒”法的选用又主要根据“毒邪”的致病特点、病理变化而定。外毒以避之、解之为主，使正气免遭损伤；内毒以排之、解之为主，增强或调节机体清除毒邪的能力，以达到祛除毒因，治愈毒病，使“五脏元真通畅，人即安和”的目的。风湿免疫病的正虚，主要是指肾虚，扶正指补肾，而毒邪主要指内毒，一般不大单独为病，往往与热邪、湿邪、瘀血、痰浊等相结为病。

九、成人斯蒂尔病案与析

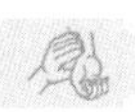

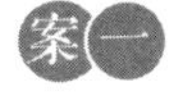

临床案例

案一 赵某，女，32岁。2020年3月18日初诊。

患者一年前反复发热，最高T 39.5℃，伴关节疼痛，发热时皮疹，外院诊断为“成人Still病”，予激素，甲氨蝶呤片治疗。目前无发热，稍有手指关节疼痛，已停用激素，口服甲氨蝶呤片7.5 mg，每周一次。手关节无肿胀，无变形，无触痛。舌红，少苔，脉细。

【中医诊断】痹证。

【证候诊断】阴虚内热。

【西医诊断】成人Still病。

【治则】滋阴清热。

【处方】

生地黄27g　生石膏(先煎)30g　黄芩30g　秦皮27g　黄连9g　青蒿27g　陈皮6g　佛手6g　高良姜6g　吴茱萸3g　白豆蔻(后下)3g

甘草 3 g　14 剂

【二诊】 2020 年 7 月 8 日。患者目前病情平稳，无发热，无明显关节疼痛。舌淡红，苔薄白，脉细。目前甲氨蝶呤片已减为 5 mg，每周一次。继予原方 14 剂。

临证心得

方中以生地黄滋阴，石膏、黄芩、秦皮、黄连清热，青蒿与石膏同用，可增强清热退热之效。陈皮、佛手、豆蔻之属，顾护脾胃。加用高良姜、吴茱萸暖胃，恐石膏、黄芩等苦寒药物碍胃，吴茱萸与黄连相配，又可收和胃降逆之效。该患者目前病情稳定，但是否能长期缓解而不再发作尚未可知，故仍须观察和服药。风湿免疫性疾病大多属于不能根治的疾病，需有与疾病长期共存的思想准备。以纯中药长期服用，逐步取代西药，既能避免药物毒副反应，又能控制病情，是沈师的理想和毕生追求。

案二　葛某，女，33 岁。2020 年 10 月 7 日初诊。

患者 2 年前反复发热，外院诊断为“成人 Still 病”，予激素口服维持，目前口服泼尼松片 15 mg/d。近 2 周无明显诱因下出现发热，体温 37.5℃左右。手、肘、踝等关节时有疼痛、僵硬感；咽痛，吞咽口水时明显；查手、肘、踝关节无肿胀，无变形，无触痛。9 月 27 日 C 反应蛋白 68 mg/L。舌红，苔黄，脉细滑。

【中医诊断】 痹证。

【证候诊断】 湿热痹阻。

【西医诊断】 成人 Still 病。

【治则】 清热利湿。

【处方】

生地 30 g　生石膏(先煎)30 g　黄芩 30 g　金银花 30 g　射干 18 g　连翘 18 g　滑石 27 g　陈皮 6 g　川佛手 6 g　香橼 9 g　甘草 3 g　14 剂

【二诊】2020年10月21日。患者低热频率减少，两周内体温超过37℃两次，分别为37.1℃、37.6℃。仍有关节疼痛，以掌指关节、肘关节疼痛为主。咽痛较前缓解。2020年10月7日血常规：白细胞18.55×10^9/L，C反应蛋白72.6 mg/L；红细胞沉降率27.1 mm/h；类风湿因子25.1 IU/mL，抗ds-DNA(−)，抗CCP(−)，ANA(−)，ENA抗体谱(−)，IgE 236 ng/mL，铁蛋白939.5 μg/L。舌红，苔薄黄，脉细滑。原方加白附子18 g、牛蒡子27 g，14剂。

◆临证心得

沈师认为本病多数真阴不足，风寒、风湿化热，热郁于内，痹阻经脉而成。本患者以湿热为主，以黄芩、石膏、金银花、连翘清热解毒。金银花、连翘又为“银翘散”主药。滑石清热解暑利尿，配甘草，亦取“六一散”清热利湿之意。至于射干、牛蒡子，为沈师治疗咽痛常用之品。加用白附子祛风痰，止痹痛，虽性温，但与大队寒凉药物同用，无化热之弊。

用药点滴

黄　连

许多风湿免疫病有发热和内热的症状，在沈师的风湿病“7+1发病机制”中，热邪是一个很重要的致病因素，故沈师临床使用较多清热解毒药物，其中黄连也是沈师常用的此类药物之一。

黄连为毛茛科植物黄连、三角叶黄连或云连的干燥根茎，以上三种分别习称“味连”“雅连”“云连”。因炮制方法不同，还有酒黄连、萸黄连、姜黄连之别。本品苦，寒，归心、脾、胃、肝、胆、大肠经；功能清热燥湿、泻火解毒；用于湿热痞满、呕吐吞酸、泻痢、黄疸、高热神昏、心火亢盛、心烦不寐、血热吐衄、目赤、牙痛、消渴、痈肿疔疮等症；外治可用于湿疹、湿疮、耳道流脓。酒黄连善清上焦火热，用于目赤、口疮。姜黄连清胃和胃止呕，用于寒热互结、湿热中阻、痞满呕吐。萸黄连舒肝和胃止呕，用于肝胃不和、呕吐吞酸。《本草正义》中说“黄连大苦大寒，苦燥湿，寒胜热，能泄降一切有余之湿火，而心、脾、肝、肾之热，胆、胃、大小肠之火，无不治之。上以清风火之目病，中以平肝胃之呕吐，下以通腹痛之滞下，皆燥湿清热之效也”。

现代药理研究表明，黄连含小檗碱、黄连碱、甲基黄连碱等化学成分，具有抗微生物、抗原虫、利胆、抗癌、解热、镇静、镇痛等作用。

青蒿

沈师在遇到发热患者时常用生石膏配合青蒿、知母等退热。

青蒿为菊科植物黄花蒿的干燥地上部分，秋季花盛开时采割，除去老茎，阴干。本品味苦、辛，性寒；归肝、胆经；具有清热解暑、除蒸、截疟的功效。用于暑邪发热、阴虚发热、夜热早凉、骨蒸劳热、疟疾寒热、湿热黄疸。常用量6～12 g，入煎剂宜后下。在《本草新编》中对青蒿退热泻火有详细描述：“青蒿，专解骨蒸劳热，尤能泄暑热之火，泄火热而不耗气血，用之以佐气血之药，大建奇功，可君可臣，而又可佐可使，无不宜也。但必须多用，因其体既轻，而性兼补阴，少用转不得力。又青蒿之退阴火，退骨中之火也，然不独退骨中之火，即肌肤之火，未尝不共泻之也，故阴虚而又感邪者，最宜用耳。又青蒿最宜沙参、地骨皮共享，则泻阴火更捷，青蒿能引骨中之火，行于肌表，而沙参、地骨皮只能凉骨中之火，而不能外泄也。”

现代药理研究表明，青蒿含有青蒿素、青蒿素Ⅰ、青蒿素Ⅱ、青蒿素Ⅲ（即氢化青蒿素、脱氧青蒿素）、青蒿素Ⅳ、青蒿素Ⅴ、青蒿素Ⅵ等化学成分，具有抗疟、抗菌、抗寄生虫、解热等作用。在免疫方面，青蒿素对体液免疫有明显的抑制作用，对细胞免疫有促进作用，还可能具有免疫调节作用。青蒿琥酯可促进Ts细胞增殖，抑制TE细胞产生，阻止白细胞介素及各种炎症介质的释放，从而起到免疫调节作用。

滑石

本品为硅酸盐类矿物滑石族滑石，主要为含水硅酸镁[$Mg_3(Si_4O_{10})(OH)_2$]。采挖后，除去泥沙及杂石。本品味甘、淡，性寒；归膀胱、肺、胃经；具有利尿通淋、清热解暑、祛湿敛疮的功效；用于热淋、石淋、尿热涩痛、暑湿烦渴、湿热水泻；外治用于湿疹、湿疮、痱子。《本草通玄》称本品能“利窍除热，清三焦，凉六府，化暑气”。《本草纲目》分析得更是完整，称“滑石利窍，不独小便也，上能利毛腠之窍，下能利精溺之窍。盖甘淡之味，先入于胃，渗走经络，游溢津气，上输于肺，下通膀胱，肺主皮毛，为水之上源，膀胱司津液，气化则能出，故滑石上能发表，下利水道，为荡热燥湿之剂，发表是荡上中之热，利水道是荡中下之热，发表是燥上中之湿，利水道是燥中下之湿。热散则三焦宁而表里和，湿去则阑门通而阴阳利。刘河间之用益元散，通治表里上下诸病，盖是此意，但未发出尔”。本品虽甘、淡，无毒，但性寒，脾虚气弱、精滑及热病津伤者忌服。孕妇慎服。

本品主要成分为硅酸镁。具有保护皮肤和黏膜的作用，滑石粉由于颗粒小，总面积大，能吸着大量化学刺激物或毒物，因此当撒布于发炎或破损组织的表面时，可有保护作用；内服时除保护发炎的胃肠黏膜而发挥镇吐、止泻作用外，还能阻止毒物在胃肠道中的吸收；还具有抗菌作用。滑石也不是完全无害的，在腹部、直肠、阴道等可引起肉芽肿。

释疑解惑

问 为什么沈师认为本病与《金匮要略》中的“百合病”有相似之处？

答 百合、狐惑、阴阳毒三病，《金匮要略》合为一篇论述，历来争论纷纭，看法不一，金寿山老先生曾将狐惑病称之为张仲景综合征。百合病“百脉一宗，悉致其病”，是一种心肺阴虚内热的疾病。由于心主血脉，肺主治节而朝百脉，心肺正常，气血调和，则百脉皆得其所养，如心肺阴虚成病，则百脉都受累，症状百出。成人 Still 病中医病机亦属本虚标实，以肾阴虚为本，少数也会出现心肺阴虚。百合病虽然症状百出，但从形体上观察，并没有显著的病态，只有口苦、小便赤、脉象微数、头痛、头眩等症状，又不太严重，成人 Still 病除了发热症状较明显以外，其他症状也不典型，在不发热时更可以无明显症状，一般情况良好，且多数患者长期预后良好，一般不影响自然寿命，极少数患者可能因关节受累严重而导致关节畸形，或出现内脏损伤等多系统受累的情况。所以我认为本病与“百合病”有相似之处。

问 成人Still病与温病学说有什么关联，从中可以得到哪些借鉴？

答 成人Still病起病急，发病时有壮热、烦躁、斑疹等临床表现，与温病相似，故治疗上可参照温病学说“卫气营血”的理论进行辨证论治。但成人Still病病情反复，没有明显的季节性和传染性，鲜有深入血分者，又与温病不同。本病临床辨证多属风热犯卫，气营两燔，方以银翘散清热解表、宣卫透邪，或以清营汤、犀角地黄汤等清气凉营、泻火解毒治疗。如果本病病程缠绵，湿邪偏重，则可参照湿温治疗，以三仁汤加减清热化湿，芳香解表；如果发热反复，既不属于卫分，又未入气分，属于邪入膜原，治当清泄湿热，透邪外出，方可选柴胡达原饮。

十、幼年特发性关节炎案与析

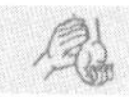

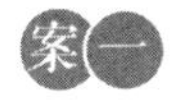

临床案例

案一 芮某，女，10岁，2020年4月1日初诊。

患者就诊前一月在无明显诱因下出现反复发热，最高体温39℃，伴有咽痛、手关节疼痛、颈部多处淋巴结肿大，在儿科医院予抗生素等治疗无效，口服泼尼松片每日30 mg，发热后临时口服美林（布洛芬混悬滴剂）10 mL可以退热，但停药后即发热。查体神清，咽红，扁桃体无肿大。颌下、颈部各扪及淋巴结约1.5 cm，稍触痛。两肺呼吸音清，未闻及干、湿啰音。手关节无肿大，无变形，无触痛。辅助检查：（2020年3月17日儿科医院）铁蛋白749.6 mg/mL，红细胞沉降率53 mm/h。颈部淋巴结穿刺活检：反应性增生。舌红，苔少，脉细。

【中医诊断】痹证。

【证候诊断】阴虚内热。

【西医诊断】幼年型关节炎。

【治则】滋阴清热。

【处方】

生地 30 g　生石膏(先煎)60 g　金银花 30 g　秦皮 30 g　黄芩 30 g　生薏仁 30 g　滑石 30 g　陈皮 6 g　佛手 6 g　香橼 9 g　甘草 3 g　14 剂。

【二诊】2020 年 4 月 15 日。患者复诊,体温渐退,最高体温 37.3℃,偶尔服用美林。随访 2020 年 4 月 1 日红细胞沉降率 29 mm/h, C 反应蛋白 0.5 mg/L,铁蛋白 312.7 mg/mL,类风湿因子、抗环瓜氨酸肽抗体均阴性,抗核抗体 1∶100。舌红,苔少,脉细。予原方加百合 18 g、木瓜 30 g, 14 剂。

【三诊】2020 年 4 月 29 日。患者无发热,无关节痛。颌下、颈部未扪及淋巴结,舌红,苔少,脉细。继予原方 14 剂。

【四诊】2020 年 5 月 13 日。患者无发热,无关节痛,已停用激素,未服用美林。稍有纳差,胃脘不适。舌红,苔薄白,脉细。原方加藿香 9 g、豆蔻 3 g、半夏 9 g、香附 9 g, 14 剂。

【五诊】2020 年 5 月 27 日。患者无发热,无关节痛,胃纳一般。舌红,苔薄白,脉细。随访 5 月 13 日铁蛋白 46.5 mg/mL,红细胞沉降率 13.6 mm/h, C 反应蛋白 0.5 mg/L,血常规正常范围。继予原方 14 剂。

临证心得

本病例经外院淋巴结穿刺活检等检查,铁蛋白明显升高,排除肿瘤、感染及其他风湿免疫病,“幼年特发性关节炎”的诊断明确。从临床表现看属于全身型幼年特发性关节炎,阴虚内热症状明显,处方予生地滋阴,生石膏、金银花、秦皮、黄芩清热解毒,且剂量较大。滑石、薏苡仁利水而不伤阴,使邪热从小便出;陈皮、佛手、香橼等理气和胃。病程中患者出现纳差、胃脘不适等症状,加用藿香、豆蔻、半夏、香附等芳香化湿、降逆和胃药物后症状缓解。全方滋阴清热,效专力宏,患者发热退,关节痹痛消失,撤停了激素及退热药物,疗效满意。

案二　于某,男,8 岁,2021 年 4 月 14 日初诊。

患者 3 月 18 日出现发热,高热不退,最高达 39℃,伴手、膝等关节疼痛，淋巴结肿大。3月24日在新华医院入院检查，淋巴结活检提示组织破坏性淋巴结炎。使用激素冲击治疗。目前口服泼尼松片40 mg/d，仍有发热，体温38℃左右，四肢躯干有皮疹，关节疼痛，疲劳乏力。辅助检查：(2021年3月18日)白细胞30.74×10^9/L；RF、抗CCP、ANA、ENA抗体谱均阴性；谷草转氨酶52.6 U/L，碱性磷酸酶142.2 U/L，乳酸脱氢酶762.7 U/L。舌红，苔薄白，脉细数。

【中医诊断】痹证。

【证候诊断】邪热瘀毒，痹阻经脉。

【西医诊断】幼年型关节炎。

【治则】清热解毒，蠲痹通络。

【处方】

生地黄30 g　生石膏(先煎)30 g　金银花30 g　青蒿30 g　黄芩30 g　秦皮30 g　土茯苓30 g　莪术12 g　陈皮6 g　川佛手6 g　香橼9 g　甘草3 g　14剂

【二诊】2021年4月28日。患者近期体温在37.4℃以下，关节疼痛较前缓解。泼尼松30 mg/d。随访4月21日血常规：白细胞15.81×10^9/L，C反应蛋白15 mg/L；红细胞沉降率、铁蛋白均在正常范围。舌红，苔薄白，脉细。予原方减黄芩、青蒿、土茯苓，加金雀根30 g、白附子9 g、赤芍12 g、川芎12 g、白蒺藜18 g、半夏9 g、白豆蔻3 g、藿香9 g，14剂。

临证心得

本病属本虚标实，以肝肾阴虚为本，热、瘀、毒、痰为标，表现为壮热、关节疼痛等症状，可以反复发作。沈师认为在发作期的高热症状，可以参照温病学卫气营血辨证，重用石膏、黄芩、金银花等药物。待高热缓解，关节疼痛可随之减轻，此时可减少清热解毒药物，增加祛风湿、活血通络药物，同时不忘顾护脾胃，故酌加白豆蔻、藿香之类以护胃。

用药点滴

生石膏

生石膏为硫酸盐类矿物硬石膏族石膏，主含含水硫酸钙，采挖后，除去泥沙及杂石。本品味甘、辛，性大寒；归肺、胃经；有清热泻火、除烦止渴的功效；用于外感热病、高热烦渴、肺热喘咳、胃火亢盛、头痛、牙痛。石膏为清解气分实热的要药，凡热在气分而见壮热汗出、烦渴、脉来洪大者，都可用寒凉的石膏以清热泻火。如与清热凉血药同用，尚能用治热盛发斑、神昏谵语等气营两燔的证候。石膏善清肺胃热，如见邪热郁肺或胃火炽盛等证，均可使用本品。在临床应用时如配以知母，则清热泻火，可治阳明里热；如配麻黄，则清宣肺热，治肺热喘咳；治胃火齿痛，配熟地，则清胃滋阴，治虚火牙痛；配人参，则清热益气，治热盛津气两伤。总的来说，大都是取它清肺凉胃的功效。《本草经疏》中说“石膏，辛能解肌，甘能缓热，大寒而兼辛甘，则能除大热，故《本经》主中风寒热，热则生风故也。邪火上冲，则心下有逆气及惊喘；阳明之邪热甚，则口干舌焦不能息，邪热结于腹中，则腹中坚痛；邪热不散，则神昏谵语；肌解热散汗出，则诸证自退矣”。

本品主要成分为含水硫酸钙（$CaSO_4 \cdot 2H_2O$），具有解热、消炎、抗病毒作用，使T淋巴细胞数增加，淋转率增高，并具有使腹腔巨噬细胞吞噬功能加强等免疫调节作用。

沈师认为，在清热解毒药物中，以生石膏降温退热作用为强，临床高热用90 g，低热用60 g，内热用30 g，与金银花、青蒿、知母同用可以增效。广泛运用于系统性红斑狼疮、干燥综合征、类风湿关节炎、成人Still病等疾病的治疗中。沈师尤喜生石膏与生地黄同用，生地黄含有多糖成分，可抑制亢进的体液免疫，沈师认为生石膏中的硫酸根离子在煎煮过程中可使地黄所含的多糖硫酸化，加强了其免疫调节作用。这类临床配伍显示了沈师中西医结合提高临床疗效的用药思路。

金银花

虽然相较于金银花，沈师更喜用其茎枝——忍冬藤，沈师认为根茎类的药物气味厚重，药效一般优于草、叶类药物，且沈师所治疾病以风湿免疫病为主，多为积年沉疴，需要效专力宏的药物才能胜任。然在需要轻清发散的效果时，沈师会使用金银花，取吴鞠通“治上焦如羽，非轻不举”之意。

金银花又名银花、双花、二花、二宝花，为忍冬科植物忍冬、红腺忍冬、山银花(毛萼忍冬)或毛花柱忍冬的干燥花蕾或带初开的花。夏初花开放前采收，干燥。本品味甘，性寒；归肺、心、胃经；具有清热解毒、凉散风热的功效；用于痈肿疔疮、喉痹、丹毒、热毒血痢、风热感冒、温病发热。常用6～15 g。《重庆堂随笔》称本品能“清络中风火湿热，解温疫秽恶浊邪，息肝胆浮越风阳，治痉厥癫痫诸症”。

现代药理研究表明，忍冬花含绿原酸、异绿原酸、白果醇、β-谷甾醇、豆甾醇、β-谷甾醇-D-葡萄糖苷、豆甾醇-D-葡萄糖苷；还含挥发油，其成分有芳樟醇等。黄褐毛忍冬花蕾含黄褐毛忍皂苷 A、α-常春藤皂苷、无患子皂苷 B、绿原酸、木犀草素 B、咖啡酸、木犀草素及挥发油，具有抗病原微生物、抗炎和解热作用，加强防御功能作用，中枢兴奋作用，降血脂作用，抗内毒素等作用。

释疑解惑

问 幼年特发性关节炎与成人 Still 病有什么异同？

答 1896 年病理学家 George Still 描述了一种独特的儿童发热伴皮疹的疾病，当时即被称之为 still 病。Bywaters 于 1971 年报道了成人起病的 still 病，由此，成人 still 病被医学界广泛知晓。在今天，儿童的 still 病已改名为全身型幼年特发性关节炎(systemic juvenile idiopathic arthritis, sJIA)。sJIA 相对常见，而成人 still 病相对罕见。虽然是两个名词，但其实这是一个病，只是呈现在不同的年龄段而已。

问 在幼年特发性关节炎的治疗中，沈师为什么注重“清热”？

答 小儿为纯阳之体，小儿之病多从阳，从热。《医学源流论》：“小儿纯阳之体，最宜清凉。”小儿在发病过程中，易患热病，阴津易伤。清代《温病条辨》又提出“稚阳稚阴”学说。“稚阴稚阳”学说在理论上是“纯阳”学说的发展。说明小儿既具有生机旺盛的特点，又存在娇嫩未充的一面。虽然本病之本在阴虚，清热只是治标，但热毒不清，耗伤阴津，致使阴阳俱伤，病情加重。故本病的治疗，在滋阴基础上强调清热。从现代医学来说，发热的机制主要是固有免疫紊乱，尤其涉及白介素-1、白介素-6、白介素-18以及中性粒细胞和单核/巨噬细胞的异常活跃。这是一种炎症反应，中医药使用的清热药物，很多具有抗炎的作用，使用这类药物符合本病的现代发病机制。

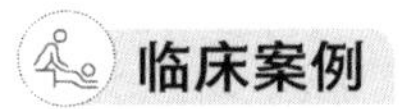

十一、多发性肌炎和皮肌炎案与析

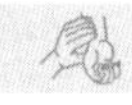

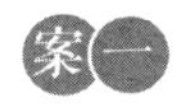

临床案例

案一 施某，女，52岁，2020年5月13日初诊。

患者2019年1月在无明显诱因下出现上眼睑瘙痒、皮疹，手关节疼痛，双手上举困难。在外院诊断为“皮肌炎”，未经系统治疗。查体面部皮肤脱屑，眼眶周围皮肤暗红，手关节未见畸形，掌指关节、指间关节伸侧面皮色暗红，双手抬举受限。辅助检查：(2020年3月12日南通医院)ANA 1∶320，核糖体P蛋白(＋)；肌炎抗体谱17项：抗TIF1γ抗体IgG(＋)。舌暗红，苔薄黄，脉弦滑。

【中医诊断】皮痹。

【证候诊断】阴虚热毒。

【西医诊断】皮肌炎。

【治则】滋阴清热解毒。

【处方】

生地黄30g　生石膏(先煎)30g　黄芩27g　忍冬藤30g　金雀根30g　败酱草18g　鸡骨草30g　白附子9g　陈皮6g　佛手6g　香橼9g　香附9g　甘草3g　白鲜皮27g　14剂

【二诊】2020年5月27日。患者仍有手关节疼痛，眼睑瘙痒。伴失眠、纳差、四肢乏力感。动则出汗。舌暗红，苔薄黄，脉弦滑。查2020年5月13日实验室检查：ANA(－)，抗核糖体抗体(＋)，抗M2线粒体抗体(－)，肝肾功能正常，肌酸激酶正常。原方去鸡骨草、败酱草、石膏，加秦皮27 g、夜交藤30 g、五味子9 g、藿香9 g，14剂。

临证心得

本病例是一例无肌炎性皮肌炎，容易并发肺间质病变和肿瘤，若伴有急性/亚急性肺间质病变，则病情进展迅速，预后不良。沈师认为，本病属中医“皮痹”“肌痹”的范畴，属本虚标实的疾病，以肾阴虚为本，热、瘀、痰、毒为标。本病虽说无肌炎表现，但在肌肉病理的微观层面，有炎性细胞浸润，终属慢性炎症性疾病，故使用具有细胞毒和免疫抑制作用的清热解毒药物也是符合该病现代病理的。

案二 董某，女，42岁，2020年5月27日初诊。

患者2018年起在无明显诱因下出现双上肢近端肌肉疼痛，无力，双手抬举困难，下蹲后站立困难，外院诊断为“多发性肌炎”，服用激素后症状有缓解。近1月来，患者上肢无力加重，肩痛，乏力，夜寐不安。目前口服泼尼松片25 mg/d，羟氯喹片100 mg，每日2次。2018年4月有胰腺恶性肿瘤手术史。查体神清，四肢近端肌无触痛，四肢肌力正常。辅助检查：(2020年5月26日)肌酸激酶403 U/L，C反应蛋白、红细胞沉降率均正常，血常规：白细胞 12.81×10^9/L，中性粒细胞38.4%，红细胞 4.5×10^{12}/L，血红蛋白140 g/L，血小板 414×10^9/L。抗Ro-52抗体IgG(＋＋＋)，Jo-1抗体IgG(＋＋＋)。舌红，苔薄，脉弦涩。

【中医诊断】肌痹。

【证候诊断】肾阴亏虚，瘀热互结。

【西医诊断】多发性肌炎。

【治则】滋阴清热化瘀。

【处方】

生地黄 30 g　黄芩 27 g　忍冬藤 30 g　水牛角(先煎)30 g　柴胡 9 g　郁金 9 g　赤芍 27 g　菝葜 30 g　金雀根 30 g　木香 9 g　黄连 9 g　吴茱萸 3 g　陈皮 6 g　甘草 3 g　14 剂

【二诊】2020 年 7 月 8 日。患者上肢酸痛，手关节肿胀，自觉呼吸欠畅。无发热，无气急。随访 2020 年 7 月 6 日肌酸激酶 67 U/L，C 反应蛋白、红细胞沉降率均正常。泼尼松片目前 20 mg/d，羟氯喹 100 mg，每日 2 次。舌红，苔薄黄，脉弦涩。原方加秦皮 30 g、鬼箭羽 30 g、石菖蒲 12 g，14 剂。

临证心得

本病有部分患者易伴发恶性肿瘤，伴恶性肿瘤的患者预后较差。本病病因和发病机制尚不明确，影响因素较多，其中遗传因素在发病机制中占重要地位，可能与病毒感染和机体免疫功能紊乱有关。感染因素被认为是导致发病的主要始动因素，环境因素中微生物感染被认为是主要的原因。这些因素与中医学的外邪相似，相当于热邪、毒邪，而遗传因素可以理解为先天之本不足，故而本病肾阴亏虚、瘀热互结的中医辨证分型与现代医学的发病机制暗合。治疗以生地滋补肾阴以治本；黄芩、忍冬藤、水牛角清热解毒；赤芍、郁金、金雀根活血化瘀。柴胡透表泄热，疏肝解郁，寓“火郁发之”之意。对于水牛角，沈师特别强调中药要自己煎煮，不要怕麻烦，水牛角宜先煎，煎煮时间要长，能煎煮 2 h 药效才好。

用药点滴

金雀根

沈师认为，痰瘀既是病理产物，又是病因，属于沈师风湿免疫病“7＋1”致病因素之一。因此，活血祛瘀类中药为沈师所常用，金雀根也是沈师喜用的活血化瘀类中药。

金雀根为豆科植物锦鸡儿的根或根皮。味苦辛，性平；入肺、脾二经，可清肺益脾，活血通脉；用治虚损劳热、咳嗽，高血压，妇女白带、血崩，关节痛风，跌打损伤。《本草纲目拾遗》说其有“治跌打损伤，咳嗽，暖筋骨，疗痛风，性能追风活血，兼通血脉，消结毒”。

沈师有治疗狼疮性肾炎、膜性肾炎的经验方金雀根汤，即以金雀根为君药。沈师说，金雀根现代药理研究具有免疫抑制作用，其免疫抑制效果临床观察相当于硫唑嘌呤，且无毒副反应，可以长期使用，同时具有抗炎功效，这是硫唑嘌呤所不及的。沈师在治疗系统性红斑狼疮、皮肌炎、干燥综合征、类风湿关节炎等多种风湿病时，主要用其治疗关节肌肉酸痛和蛋白尿，且没有毒副反应，可以长期使用。对狼疮性肾炎、IgA 肾炎、系膜性肾炎、紫癜性肾炎等蛋白血尿，金雀根都有效，可与川续断、杜仲、郁金、接骨木等同用。

金雀根又名土黄芪、野黄芪，曾作为黄芪的代用品，在治疗头晕、乏力、气短、浮肿等症状方面两药有类似之处，在降低血压和减轻蛋白尿方面也有相似之处。但是从免疫病的临床应用和药理研究方面来看，金雀根与黄芪两味药有很大的区别。黄芪是免疫增强药，其补气补血的效果是明显的。金雀根是免疫抑制药，对关节炎有很好的效果。对自身免疫病，免疫复合物所造成的病理损害，能用金雀根而不能用黄芪；对免疫功能低下的慢性感染，宜用黄芪而不宜用金雀根。

临床观察中发现金雀根可用于因服用皮质激素而兴奋患者的睡眠改善。

释疑解惑

问 沈师的风湿病“7＋1”发病机制为什么强调肾虚，肾虚中为什么强调肾阴虚？

答 肾是中医藏象学说中的一个重要内容。肾的主要生理功能是藏精，主生殖与生长发育，主水，主纳气，生髓，主骨，开窍于耳，其华在发。

肾为“先天之本”，肾为先天之本是与脾为后天之本相对而言的。先天是指人体受胎时的胎元，《灵枢·决气》曰：“两神相搏，合而成形，常先身生，是谓精”；《灵枢·经脉》亦云：“人始生，先成精，精成而后脑髓生，骨为干，脉为营，筋为刚，肉为墙，皮肤坚而毛发长”。由上述可知，“先天”是指禀受于父母的“两神相搏”之精，以及由先天之精化生的先天之气，是由遗传而来，为人体生命的本原。其在个体生命过程中，先身而生，是后天脏腑形成及人体生长发育的动力。肾为先天之本，是指肾的功能是决定人体先天禀赋强弱、生长发育迟速、脏腑功能盛衰的根本。许多风湿免疫病病因不明，而遗传因素在某些免疫病中发挥很大作用，如强直性脊柱炎发病与HLA-B27密切相关，并有明显家族聚集倾向。系统性红斑狼疮的易感性由多基因决定，单卵双胎发生系统性红斑狼疮的概率是双卵双胎的10倍；10%～16%的系统性红斑狼疮患者的一级或二级亲属也患有系统性红斑狼疮；系统性红斑狼疮一级亲属患系统性红斑狼疮的风险增加了8倍或更多；人类基因组研究发现系统性红斑狼疮与多条染色体的区域相关，提示系统性红斑狼疮与遗传相关。其他弥漫性结缔组织疾病与系统性红斑狼疮的患病情况相似。

风湿免疫病多为顽症，迁延日久。而中医素有“久病及肾”之说。由于先天禀赋不足，常因体质因素，易传变及肾，必然耗损肾之阴阳，引起肾虚；或后天失养，诸如外感六淫、饮食不节、过食咸味，或情志所伤，劳倦过度，或生育过多，房劳伤肾以及多种慢性病，日久不愈，失于调养等可以导致肾虚，中医称之为“久病及肾”或曰“穷必及肾”。如系统性红斑狼疮的肾损害就很形象地说明了这一点。50%～70%的SLE患者病程中会出现临床肾脏受累，而肾活检显示几乎所有SLE患者均有肾脏病理学改变。虽然现代医学的肾脏与中医学所说的“肾”在概念、内涵上不尽相同，但在水液代谢、内分泌等许多方面都有相通之处。

至于强调肾阴虚，是受了《素问·宣明五气论》中“邪入于阴则痹”的启发。谓邪入于阴脉之内，则六经凝涩不通，故为痹。邪毒痹阻于阴分，阴气、阴津、阴血、阴液、阴精都为郁火所耗损。日久阴虚火旺，津液灼伤，无以濡养，血行不畅，留滞为瘀，痰瘀毒等互相交阻，病势缠绵顽固。历代医家也多有以滋阴立论者，最著名的当属朱丹溪。朱丹溪倡导“阳常有余，阴常不足”说，创阴虚相火病机学说，善用滋阴降火的方药，为“滋阴派”（又称“丹溪学派”）的创始人，与刘完素、张从正、李东垣并列为“金元四大家”，在中国医学史上占有重要地位。朱丹溪提出的“虚火可补”治则是其“相火论”指导临床实践取得的重大成果，使治疗火热证由过于偏重清热泻火治法，进而重视滋阴降火治法，奠定了滋阴降火学说的基础，并促进了明清温热学说的形成和发展，这不能不说是对中医学的一大贡献。在朱氏所著《格致余论》中，《相火论》《阳有余阴不足论》两篇为中心内容，创立“阳常有余，阴常不足”的论点，强调保护阴气的重要性，确立“滋阴降火”的治则，体现了其学术思想的主要方面。后世温热学派“养阴清热”治则的确立，其实源于朱丹溪。

十二、混合性结缔组织病案与析

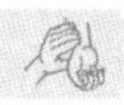

临床案例

案一 熊某，女，40 岁，2020 年 5 月 6 日初诊。

患者近两年来在无明显诱因下手指关节僵硬，活动后稍缓解。曾有雷诺现象。查体神清，手关节未见畸形，无触痛。辅助检查：(2020 年 4 月 15 日)红细胞沉降率 13.7 mm/h；ANA 1∶320，抗 U1RNP 抗体(+)，抗 Sm 抗体(−)，ANCA(−)，抗心磷脂抗体(−)，RF 23 IU/mL，抗 CCP 抗体(−)。舌红，苔薄黄，脉细。

【中医诊断】 痹证。

【证候诊断】 肾阴亏虚，瘀热互结。

【西医诊断】 混合性结缔组织病。

【治则】 滋阴清热化瘀。

【处方】

生地黄 30 g　黄芩 30 g　忍冬藤 30 g　水牛角(先煎)30 g　秦皮 30 g

莪术 30 g　郁金 10 g　牡丹皮 12 g　赤芍 30 g　金雀根 30 g　鬼箭羽 30 g　香橼 12 g　香附 9 g　甘草 3 g　14 剂

临证心得

本患者症状不严重也不典型，若无现代实验室诊断依据，则无法早期发现该病，也不能对其预后作精准的预判。沈师一向重视现代实验室检查，认为是西医学的重大优势，完全不必排斥，而是应该拿来为我所用，其在疾病的诊断、疗效的评估等方面都具有现实的意义，可以促进中医的现代化。特别在中医风湿免疫病领域，若无现代实验室支撑，往往会陷入无证可辨、不识病名、不明预后的尴尬境地。

案二　郑某，女，67 岁，2020 年 6 月 17 日初诊。

患者近 4 年手指遇冷即发紫、疼痛，偶有掌心疼痛。外院诊断为“混合性结缔组织病”。目前口服白芍总苷胶囊，0.6 g，每日 2 次；羟氯喹片，0.1 g，每日 2 次。查体神清，手关节未见畸形，无触痛。辅助检查：(2020 年 6 月 9 日)红细胞沉降率 15 mm/h；ANA 1∶100，抗 U1RNP 抗体(＋)，抗 Sm 抗体(－)，抗 ds-DNA(－)，ANCA(－)，抗心磷脂抗体(－)，RF 16 IU/mL，抗 CCP 抗体(－)。舌红，苔薄，脉弦。

【中医诊断】痹证。

【证候诊断】阴虚瘀热。

【西医诊断】混合性结缔组织病。

【治则】滋阴清热化瘀。

【处方】

生地黄 27 g　生石膏(先煎)15 g　黄芩 30 g　忍冬藤 30 g　水牛角(先煎)30 g　秦皮 27 g　羊蹄根 27 g　金雀根 30 g　鬼箭羽 27 g　莪术 27 g　郁金 9 g　牡丹皮 12 g　赤芍 30 g　川牛膝 27 g　陈皮 6 g　佛手 6 g　香橼 9 g　香附 6 g　甘草 3 g　藿香 9 g　14 剂

◆临证心得

对于有雷诺现象、关节痛或关节炎、肌痛、手肿胀的患者，如果有高滴度斑点型 ANA 和高滴度抗 U1RNP 抗体阳性，而抗 Sm 抗体阴性者，要考虑 MCTD 的可能，高滴度抗 U1RNP 抗体是诊断本病必不可少的条件。本病在沈师“7＋1”发病机制中多属于肾阴虚为本，而瘀、热为标。故以生地黄滋养肾阴；黄芩、生石膏、忍冬藤、水牛角、秦皮清热解毒；鬼箭羽、金雀根、莪术、郁金、牡丹皮、赤芍等活血化瘀，以臻标本兼治之效。

用药点滴

忍冬藤

忍冬藤为忍冬科植物忍冬的干燥茎枝，其花蕾即为金银花。本品性味甘，寒，归肺、胃经；具有清热解毒、疏风通络的功效；用于温病发热、热毒血痢、痈肿疮疡、风湿热痹、关节红肿热痛等。《本草纲目》说其“治一切风湿气及诸肿毒，痈疽疥癣，杨梅恶疮，散热解毒”。《本草正义》中说：“今人多用其花，实则花性轻扬，力量甚薄，不如枝蔓之气味俱厚。”现代药理研究表明其地上部分含有马钱子苷等化学成分。

根据沈师的风湿免疫病“7＋1”发病机制，热、毒为其中主要两项发病机制。沈师常用的清热解毒药物有忍冬藤、黄芩、苦参、石膏、秦皮等，其中忍冬藤尤为沈师所喜用，大概是因为其既有清热解毒，又有疏风通络的功效，十分契合风湿免疫病的发病特点。

释疑解惑

问 本病症状百出，不尽相同，怎样把奇经八脉辨证和十二经脉辨证相结合？

答 奇经八脉分布于下肢、背脊、胸腹、头面、咽喉、口腔、眼睛等部位，调节全身十二经气血，阴面阳面都有分布，八脉之中冲任督带四脉与肝肾有关，与其他三脏关系不大，阴跷脉、阳跷脉、阴维脉、阳维脉则不入五脏。本病易疲劳、肌痛、关节痛、发热、头痛和声音嘶哑等症状难以归属十二经脉，归于奇经八脉病变更为合适，而心包炎、肺间质纤维化、肺动脉高压、膜性肾小球肾炎、食管远端蠕动减弱、雷诺现象等归于十二经脉病变更为合适。当然，由于奇经八脉交错地循行分布于十二经之间，与十二经脉关系密切，二者的关系不是截然对立的，而是相辅相成的。首先，奇经八脉沟通了十二经脉之间的联系。奇经八脉将部位相近、功能相似的经脉联系起来，达到统摄有关经脉气血、协调阴阳的作用。督脉与六阳经有联系，称为“阳脉之海”，具有调节全身阳经经气的作用；任脉与六阴经有联系，称为“阴脉之海”，具有调节全身诸阴经经气的作用；冲脉与任、督脉，足阳明、足少阴等经有联系，故有“十二经之海”“血海”之称，具有涵蓄十二经气血的作用；带脉约束联系了纵行躯干部的诸条足经；阴、阳维脉联系阴经与阳经，分别主管一身之表里；阴、阳跷脉主持阳动阴静，共司下肢运动与寤寐。其次，奇经八脉对十二经气血有蓄积和渗灌的调节作用。当十二经脉及脏腑气血旺盛时，奇经八脉能加以蓄积，当人体功能活动需要时，奇经八脉又能渗灌供应。

问 **沈师提出中医“卫气”与西医“免疫功能”之间有许多共同点，具体到本病是怎么体现“卫气稽留”“卫气内伐”致病的？**

答 《内经》提出“卫气虚实为百病之母”的观点。《灵枢・禁服》曰：“审察卫气为百病母，调其虚实”，说明卫气有两面性，卫气虚弱与卫气实滞都能致病，都需要调节。我们对于卫气虚弱非常熟悉，都知道卫表虚弱，腠理开放，六淫之邪易入侵而致病，也都知道使用玉屏风散等方药益气固表。但是，对于卫气实滞也会致病就知之甚少，甚至不知道有此观点。《灵枢・口问》说：“脉道不通，卫气稽留”，提出“卫气稽留”而致病的观点。卫气应中正平和，并与营气在脉外、脉内一起运行。如果阴阳相逆，卫气会进入脉道中，引起卫气稽留实滞，脉道不通，卫气失去正常的运行而致病。《灵枢・营卫生会》说：“营气衰少，卫气内伐”，又提出了“卫气内伐”而致病的观点，说明卫气在体内能够戕伐自身，卫气过实过强，在脉道内留滞逆行都能克伐自身而致病。另外，卫气与正气、抵抗力是有区别的。抵抗力是抵御抗击外邪之力，是对外而不是对内的。正气充沛，抵抗力越强越不容易患病；反之，则容易致病，但正气和抵抗力不会因为太强而致病。我发现卫气和人体的免疫功能之间有许多共同点。随着近代西医免疫学与免疫病的发展，认识到人体的免疫系统，尤其是B淋巴细胞系统低下和亢进都可以致病。免疫低下会引起呼吸道感染、机会性感染和肿瘤等疾病，免疫功能过强抗体亢进也可以致病，主要引起自身免疫性疾病。西医的免疫低下和免疫亢进都可致病，中医卫气衰弱与卫气实滞都可致病，其观点类似。西医认为抗体损伤自身，中医认为卫气戕伐体内。免疫功能亢进主要是抗体亢进而损伤自身，本病可出现高滴度斑点型ANA和高滴度抗U1RNP抗体阳性，显著多克隆高丙种球蛋白血症，B淋巴细胞活性过高，抑制性T细胞缺陷，疾病活动期血循环免疫复合物增加，25%的患者有低补体血症，发现血管壁、肌纤维膜、肾小球基底膜及皮肤表皮和真皮结合部位有IgG、IgM、IgA和补体沉积，可造成多器官、多系统损害。

十三、未分化结缔组织病案与析

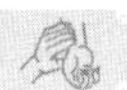

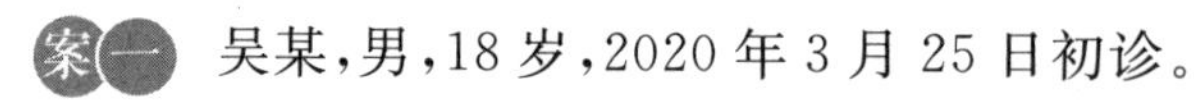

临床案例

案一 吴某，男，18岁，2020年3月25日初诊。

患者近一年来在无明显诱因下出现下肢红斑，手关节疼痛。曾至仁济医院就诊，考虑“未分化结缔组织病”，予泼尼松、白芍总苷胶囊等口服后症状有所缓解。目前未服药，下肢红斑、手关节疼痛又有加重，以左手腕关节及右手第二掌指关节为主。查体手关节未见畸形，掌指关节、指间关节无肿胀，无触痛，右下肢结节性红斑。辅助检查：(2020年3月19日)红细胞沉降率25 mm/h；ANA 1∶320，抗U1RNP抗体(－)，抗Sm抗体(－)，ANCA(－)，抗心磷脂抗体(－)，RF 12 IU/mL，抗CCP抗体(－)。舌红，苔白，脉细。

【中医诊断】痹证。

【证候诊断】肾阴亏虚，瘀热互结。

【西医诊断】未分化结缔组织病。

【治则】滋阴清热化瘀。

【处方】

生地黄 30 g　黄芩 18 g　忍冬藤 30 g　生石膏（先煎）30 g　秦皮 20 g　水牛角（先煎）20 g　金雀根 30 g　羊蹄根 12 g　莪术 12 g　郁金 12 g　赤芍 20 g　牡丹皮 12 g　鬼箭羽 20 g　香橼 6 g　香附 12 g　甘草 3 g
14 剂

【二诊】2020 年 4 月 8 日。患者手关节疼痛稍缓解，右下肢红斑较前缩小。舌红，苔白，脉细。继予原方 14 剂。

临证心得

本病例虽与上一混合性结缔组织病病例临床表现不一，但诊断相似，都存在动态变化可能，目前尚缺乏统一和明确的诊断标准。目前，有 5 种弥漫性结缔组织病的分类标准非常明确，包括系统性红斑狼疮、硬皮病、多发性肌炎/皮肌炎、类风湿关节炎和干燥综合征。有一部分患者，符合一种以上弥漫性结缔组织病的分类标准，还有一部分患者出现一些风湿病特征性的临床表现或实验室检查结果，但还不属于以上疾病的任何一种，所以在风湿免疫病疾病分类上不断完善，出现了重叠综合征、混合性结缔组织病和未分化结缔组织病的疾病名称。所谓重叠综合征是指患者的临床表现、体征和自身抗体检查结果满足一种以上弥漫性结缔组织病的分类标准，如多发性肌炎/皮肌炎和类风湿关节炎的重叠等。混合性结缔组织病的概念在 1972 年被提出，是指体内具有高滴度的抗 U1RNP 抗体，并且具有系统性红斑狼疮、系统性硬化和多发性肌炎的临床特征的结缔组织病。未分化结缔组织病的概念在 1980 年被提出，指患者出现了风湿免疫性疾病的临床表现或实验室检查结果，但还不符合上述的特定结缔组织病的分类标准，大约30%的UCTD患者会发展成明确的弥漫性结缔组织病，大部分患者仍保持未分化疾病状态。可见风湿免疫疾病是一大类复杂的慢性疾病，其命名和诊疗是与时俱进的。

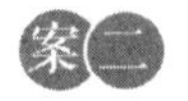 徐某，女，17岁，2020年5月27日初诊。

患者近一月来在无明显诱因下出现腹痛、腹泻，每日3次左右，质稀，无发热，伴有下肢皮疹、口腔溃疡。自诉为“过敏体质”。查体见口腔溃疡，左下肢小腿潮红斑疹，腹软，无压痛。辅助检查：（2020年5月22日）血常规正常范围；红细胞沉降率12 mm/h；ANA 1∶160，抗SSA抗体（+），抗U1RNP抗体（−），抗Sm抗体（−），抗ds-DNA抗体（−），ANCA（−），抗心磷脂抗体（−），RF 8 IU/mL，抗CCP抗体（−），免疫球蛋白IgE 2 450 ng/mL。舌红，苔白腻，脉滑。

【中医诊断】痹证。

【证候诊断】湿热瘀互结。

【西医诊断】未分化结缔组织病。

【治则】清热利湿化瘀。

【处方】

黄芩30 g　秦皮30 g　柴胡9 g　黄连9 g　土茯苓30 g　牡丹皮12 g　赤芍12 g　金雀根30 g　木香6 g　陈皮6 g　佛手6 g　甘草3 g　14剂

临证心得

本患者ANA阳性，抗SSA抗体阳性，但没有干燥综合征的临床表现，故诊断为“未分化结缔组织病”，有可能进展成为干燥综合征，需随访。其腹痛有可能为胃肠道黏膜层的外分泌腺体病变而出现的胃酸减少、消化不良的非特异性症状。

用药点滴

羊蹄根

沈师擅长治疗系统性红斑狼疮等风湿免疫疾病，对传统中药材中具有抑制免疫作用的药物运用非常有心得，该类药物有苦参、山豆根、黄芩、羊蹄根等。

羊蹄根为蓼科植物皱叶酸模或羊蹄的根，别名叫土大黄、牛舌头、羊舌头等。本品苦、寒，归脾、胃、肝、大肠、膀胱经；具有清热、通便、利水、止血、杀虫等功效；用治大便燥结、淋浊、黄疸、吐血、肠风、功能性子宫出血、秃疮、疥癣、痈肿、跌打损伤。《滇南本草》中说本品"治诸热毒，泻六腑实火，泻六经客热，退虚劳发热，利小便，治热淋。杀虫，搽癣疮、癞疮"。

现代药理研究证实其含大黄酚、大黄素、大黄根酸等化学物质。具有抗癌、抗菌、促进骨髓的造血功能、增强小血管抵抗力、抑制白细胞的呼吸等作用。沈师临床主要将羊蹄根运用于病因病机有湿、热、毒的系统性红斑狼疮患者，对于缓解病情、减少蛋白尿、降低抗体都有很好疗效；也广泛运用于有类似病机的其他免疫性疾病中。

释疑解惑

问 未分化型结缔组织病和混合性结缔组织病有什么异同，中西医治疗上有什么注意点?

答 未分化型结缔组织病又称未定型结缔组织病，临床有一两个结缔组织病的表现，最常见的是有轻的四肢关节肌肉酸痛，晨僵不明显，或者有不典型的雷诺现象，以往常笼统诊断为风湿性关节炎。ANA 阳性，或 RF 阳性，或 SSA 阳性，尚不能确诊为哪一个结缔组织病，通常不足以诊断一种明确的弥漫性结缔组织病和混合性结缔组织病，诊断为未分化型结缔组织病较为恰当。要通过一段时间的观察待病情演变后才可能确诊。这是结缔组织病的早期轻症表现，是中医中药治疗的最佳时期。用中药来控制可取得完全缓解，将病情扼杀在萌芽状态之中。本病相当于中医"行痹"

范畴，治疗参照红斑狼疮、类风湿关节炎的方法，以养阴清热的红斑汤为主，结合临床表现进行加减。在西医治疗上可以使用一些免疫抑制剂，不建议过早使用皮质激素。有人认为混合性结缔组织病是系统性红斑狼疮或系统性硬化症的亚型，也有人认为是独立疾病，临床可具有系统性红斑狼疮、硬皮病、皮肌炎的混合表现，但又不能确定其为哪一种疾病。抗核抗体(ANA)高滴度阳性，斑点型；U1RNP抗体高滴度阳性；抗ds-DNA阴性，抗Sm阴性，Coombs阳性。RF阳性，红细胞沉降率增快，r-球蛋白显著增高，CPK和醛缩酶增高；有雷诺现象，关节炎，肿胀手，炎性肌病，食管蠕动减弱，肺弥散功能降低等时要考虑混合性结缔组织病。即使已诊断为混合性结缔组织病，最终还有可能转为某一种特定的结缔组织病。本病相当于中医“混合痹”范畴。五脏六腑皆可受累。然而在诸脏中尤以肾脏首当其冲而受到损害。肾为先天之本，为人体水火之宅，其受损后往往造成肾阴不足，水亏火旺，虚火内生，从而产生一系列临床症状。若患者外遇淫邪暴袭，不管是内攻脏腑还是外阻经络，都会导致虚实夹杂的临床表现；因此，治疗本病必须标本兼治，攻补兼施，本着急则治其标、缓则治其本的原则，在整个过程中调整方药，以获痊愈之功。治疗参照红斑狼疮、硬皮病、皮肌炎的治法，以养阴清热为主，结合临床表现进行加减。病情较重者，中药可与皮质激素和免疫抑制剂一起使用。

十四、成人原发性免疫性血小板减少症案与析

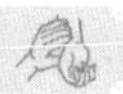

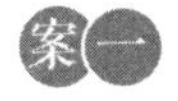

临床案例

案一 陈某，男，66岁。初诊日期：2021年3月31日。

患者畏寒肢冷，多梦加剧一月。刻下见下肢瘀斑，无牙龈出血，血压130/80 mmHg，舌红苔薄白，脉沉缓。患血小板减少15年余，2年前血小板最低11×10^9/L，入昆山市某医院住院治疗，使用地塞米松加丙种球蛋白冲击疗法，使血小板增高到114×10^9/L，后服用激素12片/日。现血小

板维持在(30～40)$\times 10^9$/L,服用激素5片/日,艾曲帕乙醇胺片2片/日。查体:舌红苔薄白,脉沉。骨穿检查骨髓形态:巨噬细胞>100/HP,成熟障碍。

【中医诊断】紫癜病,肌衄。

【证候诊断】阴阳两虚。

【西医诊断】原发性血小板减少症。

【治则】补肾填精。

【处方】

生地黄 30g 熟地黄30g 水牛角30g 山茱萸18g 金雀根30g 羊蹄根30g 秦皮30g 莪术18g 广郁金9g 牡丹皮12g 黄连6g 吴茱萸3g 炒香橼9g 制香附9g 陈皮6g 川佛手6g 甘草3g 藿香9g 14剂。

【二诊】(4月14日):红斑范围未见进一步扩大,激素减至每日4片。舌红苔薄白,脉沉细。3月31日化验:血常规、C反应蛋白、红细胞沉降率、ENA、ANA、ANCA、抗CCP、ACA均阴性,RF 84.6 IU/mL,血小板41×10^9/L。原方改莪术30g,14剂。

【三诊】(4月28日):双下肢瘀斑减少,无其他不适,舌红苔薄白,脉细。2021年4月21日复查血小板54×10^9/L。继予前方,14剂。

【四诊】(5月12日):下肢瘀斑好转,色减淡,无新发出血灶。舌红苔薄白,脉细。激素减为每日3片,当天血小板61×10^9/L。继予前方14剂。

临证心得

沈师辨此成人原发性血小板减少症为阴阳两虚型,本虚标实。其本为虚证,肾阴不足。标实以热、瘀、痰、毒为主,血络瘀滞,经脉痹阻,卫气内伐。治以阴阳双补,填精止血,选方生血汤加减。君药为生、熟地黄各30g,重补肾阴,滋阴填髓生津。臣药山茱萸、水牛角、广郁金清热凉血、滋补肝肾,在增强生、熟地黄之功效的同时又可抑制免疫;臣药牡丹皮、金雀根、莪术除凉血化瘀外,还具有抗血管炎、抗血管内血栓、消炎镇痛的作用。佐药为秦皮、羊蹄根辅以清热燥湿，抗过敏、抗炎、抗变态反应。使药为黄连、吴茱萸、炒香橼、香附、陈皮、川佛手、甘草理气化湿，舒肝和胃。

此法治疗一个月，患者下肢皮肤红斑红点情况好转。选用经典方犀角地黄汤作为生血汤的基础方，沈师常把此方作为免疫病辨治的基础方。牡丹皮具有清热凉血、活血化瘀之功。牡丹皮入血分清热泻火，同时又能散瘀血。生地黄含多糖和糖苷，能调节机体免疫功能，使体液免疫与细胞免疫达到动态平衡。生地具有清热养阴之功，《本草求真》谓生地黄“力专清热泻火，凉血消瘀”。故生地黄常与清热药相配伍，主要发挥其清热凉血兼生津的功效。加用莪术，凉血化瘀又能抗血栓抗炎；加用郁金、金雀根抑制细胞免疫和体液免疫。治疗两个月后，下肢瘀斑瘀点好转，无新发红斑，激素从最初5片/日减少至3片/日。

用药点滴

莪术、郁金与姜黄

本品为姜科植物蓬莪术、广西莪术或温郁金的干燥根茎，又名蓬莪茂、蓬药、蓬莪术、黑心姜等。与郁金、片姜黄有时是同一植物的不同部位及炮制产物。本品辛、苦，温，归肝、脾经；功能行气破血，消积止痛；用于烨瘕痞块、瘀血经闭、食积胀痛、早期宫颈癌。《药品化义》中说：“蓬术味辛性烈，专攻气中之血，主破积消坚，去积聚癖块，经闭血瘀，扑损疼痛。与三棱功用颇同，亦勿过服。”

莪术现代药理研究表明其具有抗肿瘤、保肝、抑制血小板聚集和抗血栓形成、抗炎、免疫调节、抗纤维化作用，临床使用对手足部瘀点瘀斑、红斑结节、雷诺现象有较好的治疗效果。

莪术是沈师常用的一味药，传统的应用是依据它的主治：瘀血经闭、产后瘀滞腹痛、癥瘕积聚、饮食积滞、脘腹胀痛等病症。沈师选用它是因为现代药理学研究表明其具有免疫激活作用和升白细胞作用,莪术中的挥发油能改变和增强瘤细胞的免疫原性,从而诱导和促进抗体对肿瘤的免疫排斥反应。同时莪术油和莪术醇可明显对抗环磷酰胺所致的白细胞减少,促进白细胞的回升。

在此方中选用莪术还因为它的抗血栓作用,可使血栓形成时间延长,长度缩短,重量减轻,血小板聚集功能减弱,但对骨髓制造血小板的功能无影响。

沈师在临床实践中体会到莪术与郁金、姜黄同用能增加疗效。《本草纲目》记载:“郁金入心,专治血分之病;姜黄入脾,兼治血中之气;莪术入肝,治气中之血;稍为不同。”三药原本为同科同属植物,都有破血功效。其主要成分都是挥发油。三药都有抗凝、抗栓塞作用,都能终止妊娠而引起流产。但三药的药性、功效和应用不同之处多于相似之处。

郁金性平,主要含挥发油类姜烯、郁金烯等成分。应用广泛,五脏六腑之疾病,血液血管之疾病都能使用。郁金为一免疫抑制药,尤其是对于自身免疫病的栓塞性血管炎最为适宜。

莪术性温,破血化瘀之力强,为一细胞毒药,挥发油中的β-榄烯、莪术醇、莪术双酮为主要的抗癌有效成分。常用于肿瘤肿块一类病症,也用于治疗自身免疫病之血管炎。

姜黄性温,主要含挥发油姜黄酮和姜黄素,有利胆保肝、抗炎镇痛作用。临床常用于肝胆疾病和风湿痛疾病。

关于莪术的剂量,一般用12 g。特殊病例,如肿块较大,而患者体质比较好,在复方内每剂可以用到30 g。长期服用也没有明显不良反应。15 g以上有恶心和燥热不适反应。对有出血倾向患者,可能会引起大出血。

虽然三棱、莪术是所谓的药对,临床经常一起使用,但沈师却往往只用莪术,极少两者联用。沈师解释说,许多风湿免疫病患者往往有血管炎、血小板减少等基础疾病,三棱破血消癥,联用会增加患者的出血风险,除非癥瘕积聚比较严重,否则沈师不会联用两药。而且沈师的经验是莪术的临床疗效优于三棱,所以沈师相对喜用莪术,认为其药力强,不良反应小,临床往往与牡丹皮、郁金合用以增效。

释疑解惑

问 请谈谈中医对紫癜的认识?

答 我国现存最早的医学经典《黄帝内经》中对血的生理已有完整的论述,对血的病理已将出血按部位分为咳血、唾血、衄血、呕血、溺血、溲血等证,并对出血的病因病机及部分血证的预后有所阐述,诊疗思路也已拓展开来,并不单是见血止血,还须进一步审证求因,针对病因以求达到根治的效果。《内经》中所创立的疾病治则,如"寒者热之,热者寒之""血实宜决之,气虚宜掣引之"等,为后世医家辨治打下了坚实的基础。东汉名医张仲景所著的《伤寒论》《金匮要略》,对血证辨治已有了系统的理论和实践经验,如对血证的病因病机概括为火热、虚寒、瘀阻等,制订了清热止血、温阳止血、补虚止血、祛瘀止血等治则,他所创立的许多方药,如泻心汤、黄土汤、柏叶汤、胶艾汤等至今仍为血证临床所常用。后世医家将紫癜称为肌衄、发斑、葡萄疫,如《医宗金鉴·失血总括》云:"皮下出血曰肌衄。"《诸病源候论》《丹溪心法》《医学入门》《圣惠方》等书中所载的"发斑"证,均属紫癜范畴。

问 现代中医对原发性血小板减少性紫癜的诊治是怎样的?

答 现代中医治疗本病始于20世纪50年代,当时对本病的认识比较粗浅,分类也不明细,常与继发性的血小板减少及过敏等引起的紫癜混在一起。明确提出本病,且具有一定样本数的报道见于1959年。从20世纪50年代到70年代的20年间,对本病的认识和治疗,在总体上无明显进展,尚处于积累、探索阶段。20世纪80年代以后,才出现了迅猛发展的势头。

现代中医的诊疗思路,不离前人的"审证求因""辨证论治"。但随着科学技术的发展与进步,尤其是现代医学的渗入,使传统的中医诊疗思路得以进一步延伸。比如血小板计数的多少,不单西医使用,也已成为中医判断血小板减少性紫癜是否好转的重要指标。骨髓穿刺活检、免疫球蛋白检测、直接抗球蛋白试验、抗血小板抗体、抗心磷脂抗体、抗核抗体检测,都成为中医医生必须知道及掌握的诊断标准。现代中医临证不仅要运用传统诊疗思路辨证论治,还要吸收现代医学知识,了解每一具体疾病的病因病理及转归预后，只有将辨证与辨病相结合，才能做出更为科学、符合客观实际的判断，并进行更有针对性的治疗。辨证与辨病结合，即为现代中医的诊疗思路。

十五、变应性皮肤血管炎案与析

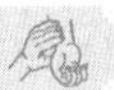

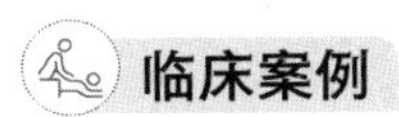

临床案例

案一 叶某，男，13岁。初诊日期：2021年2月3日。

患者双下肢足部皮肤红斑、破溃6个月，加重2周。刻诊见：坐轮椅推入，双下肢散在红斑成片，多发于足背及足踝内侧，破溃伴结痂色黑，有全身关节疼痛感，无瘙痒，光敏感，无发热，无口腔溃疡，无浮肿，无泡沫尿，纳可，便调。舌红、苔薄，脉细。直立时足部发红发胀，平躺后缓解，现休学在家。近2周红斑范围扩大，新发斑丘疹数增多。现服用泼尼松每次6片，每日1次，口服，吗替麦考酚酯分散片每次2片，每日2次，口服，羟氯喹每次2片，每日2次，口服。2021年2月2日查ANA(－)，ANCA(－)，抗ds-DNA抗体(－)，ACA(－)，免疫球蛋白IgE(＋)。皮肤活检：灶性炎细胞浸润，免疫组化IgA(＋)。

【中医诊断】血脉痹。

【证候诊断】血热瘀滞，经脉痹阻。

【西医诊断】变应性血管炎。

【治则】清热凉血，祛风通络。

【处方】

生地黄30g 忍冬藤30g 生石膏30g 黄芩30g 白鲜皮30g 土茯苓30g 秦皮30g 香附12g 陈皮6g 川佛手6g 炒香橼9g 甘草3g 14剂。

【二诊】(2月17日)：红斑范围未见进一步扩大，左足部溃疡开始结痂有脱落迹象，其余症状和上次就诊无明显差别。上方加水牛角20g、牡丹皮12g、赤芍30g。

【三诊】(3月3日):2021年2月22日复查,尿常规、肝肾功能均正常范围,红细胞沉降率21 mm/h,白细胞12.42×10^9/L,余无异常。双下肢足踝、足背红斑略有渗出,渗出液色清,新发斑丘疹淡红色,针尖样大小,无痒痛感。近日偶有心跳加速,无发热。泼尼松减至5片,每日1次。上方加黄连9g、金雀根30g、莪术18g。

【四诊】(3月17日):足部及下肢散在少许新发淡红色斑丘疹,双足陈旧性暗黑色硬痂,已脱落七成,述站立时足部发红发胀难受。上方改莪术30g。

【五诊】(4月14日):右下肢见少许针尖样红疹,小腿胫骨面残留少许黑色硬痂,左下肢结痂均脱落,其余红斑颜色减淡。近日感冒,痰色绿。现泼尼松减至3片,每日1次。2021年3月25日新华医院下肢血管彩超未见血栓,3月29日红细胞沉降率31 mm/h。上方改水牛角30g。

【六诊】(4月28日):此法治疗3个月后,双足部结痂全部脱落,红斑面积减退,颜色转淡粉色。左下肢足踝上方胫骨面出现五条平行于地面的水平条纹样红线,长约3厘米。2021年4月8日查ANCA(—),ANA(—),C反应蛋白(—),抗CCP抗体(—),类风湿因子(—),ACA(—),抗ds-DNA抗体(—),免疫球蛋白均阴性,尿常规(—),红细胞沉降率113 mm/h,白细胞15×10^9/L,AMA(+)。上方加徐长卿30g(生地黄30g、生石膏30g、黄芩30g、忍冬藤30g、白鲜皮30g、土茯苓30g、秦皮30g、香附12g、陈皮6g、川佛手6g、炒香橼9g、甘草3g、水牛角30g、牡丹皮12g、赤芍30g、黄连9g、金雀根30g、莪术30g、徐长卿30g)。

临证心得

该患者皮疹反复发作,范围多变为风之象;皮肤斑疹、脉细为血瘀之象;皮肤溃破、舌红为热象。故治疗以生地滋肾阴以治本,同时有"壮水之主,以制阳光"之意,以滋阴壮水之法,以抑制阳亢火盛。忍冬藤、生石膏、黄芩、秦皮、水牛角等清热;白鲜皮、徐长卿祛风;牡丹皮、赤芍、金雀根、莪术等活血散瘀。

用药点滴

水牛角

笔者在跟师抄方时发现，沈师治疗有血管炎的患者往往喜用水牛角，于是就向沈师请教水牛角的临床使用。

沈师说，中医传统不大用水牛角，目前使用水牛角是作为犀角的代用品来使用。水牛角为水牛取角后，水煮，除去角塞，干燥而成。本品味苦，性寒；归心、肝经；可清热解毒，凉血，定惊；用治伤寒温疫热入血分，见惊狂、烦躁、谵妄、斑疹、发黄、吐血、衄血、下血，痈疽肿毒。《陆川本草》中说水牛角功效及主治："凉血解毒，止衄。治热病昏迷，麻痘斑疹，吐血，衄血，血热，溺赤"。

现代药理研究证实，水牛角可明显降低毛细血管通透性，有镇静与抗惊厥作用，有抗炎作用，可对肾上腺皮质功能产生一定的影响，有免疫作用、强心作用、促进凝血作用，故对于慢性皮下瘀点紫斑和皮肤红斑皮疹、吐血、齿鼻衄血、血尿均有治疗作用。本品无毒，也无明显的不良反应。

沈师说，水牛角临床使用并无明显退热降温作用，这方面的效果与犀角不能相比。但其具有抗血管内皮炎症的作用。根据沈师的临床经验和观察，水牛角与莪术同用，既清热解毒，抗炎，又活血化瘀，抗栓塞，对血管炎、雷诺现象具有很好的疗效。

水牛角临床使用需先煎 2 h，相比较先煎 15～30 min，消退红斑和治疗血管炎的效果明显提高。

释疑解惑

问 是否变应性血管炎都是由"热"所引起的？

答 中医认为本病多因毒热之邪内盛，迫血妄行，外溢于肌肤，而致经络阻塞，气血凝滞而成，甚至血肉腐败。然而除了热毒壅盛、湿热阻络、阴虚内热外，"寒""气血虚"亦能致病，寒湿蕴结，脉络痹阻或筋脉瘀结，致使冲脉失养，阳气不能下达，气血凝滞；或病久气血耗伤，肌肤失养。

问 如何鉴别变应性皮肤血管炎的皮损？

答 本病多发于青壮年，损害分布于两下肢，特别是小腿和足背，有时波及大腿、臀部、躯干和上肢，而总以下肢多见。损害常呈多形性，如瘀斑、风团样损害、出血性丘疹、水疱以及结节和坏死、溃疡等，而以可触及的瘀斑为特征，常成批出现，可反复发作，常伴有不规则发热、乏力、关节和肌肉疼痛。慢性发作患者，全身性症状可不明显。组织病理可见中性粒细胞破碎性血管炎，实验室检查血小板正常，尿常规可有蛋白尿和血尿。

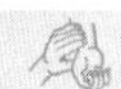

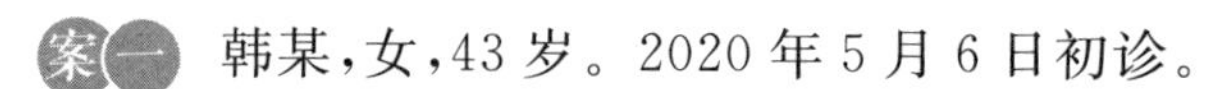

十六、自身免疫性肝病案与析

临床案例

案一 韩某，女，43岁。2020年5月6日初诊。

患者3年来反复眼干，眼涩，有异物感，眼科检查诊断为干眼症，伴眼部炎症。伴有乏力，皮肤瘙痒。曾至外院就诊，诊断为“干燥综合征合并自身免疫性肝病”，平时未服药治疗。近4月来自觉上述症状有所加重，前来就诊。查体神清，皮肤、黏膜无黄染。查2020年1月22日实验室检查：血常规正常，ANA(－)，抗SSA抗体(＋)，抗SSB抗体(＋)，M2-抗线粒体抗体(＋)，抗ds-DNA(－)，抗甲状腺球蛋白抗体68 IU/mL，抗甲状腺过氧化物酶抗体67 U/mL，碱性磷酸酶225 U/L，谷氨酰转肽酶60 U/L。舌暗红，苔薄黄，脉弦。

【中医诊断】 燥痹。

【证候诊断】 阴虚瘀热互结。

【西医诊断】 原发性胆汁性胆管炎合并干燥综合征。

【治则】 滋阴清热散瘀。

【处方】

生地黄27 g　南北沙参(各)12 g　生石膏(先煎)30 g　忍冬藤30 g　黄芩27 g　秦皮27 g　鸡骨草30 g　金雀根30 g　莪术18 g　牡丹皮12 g

赤芍 27 g　青葙子 27 g　密蒙花 9 g　陈皮 6 g　佛手 6 g　甘草 3 g
14 剂

【二诊】 2020 年 5 月 20 日。患者眼干稍缓解，仍有眼涩感，伴乏力，皮肤瘙痒稍缓解。舌暗红，苔薄黄，脉弦。继予原方 14 剂。

临证心得

原发性胆汁性胆管炎(PBC)经常伴有其他自身免疫性疾病如干燥综合征、系统性硬化病、自身免疫性甲状腺炎等。该患者即伴有干燥综合征，并以眼干症状为主。本病微观上属于肝内小叶间胆管肉芽肿炎症，沈师以风湿病“7＋1”发病机制和“卫气内伐”等理论指导临床，认为治疗应以祛邪为主。而瘀、热为本患者致病主要病邪，故在滋阴补肾的基础上，以生石膏、忍冬藤、黄芩、秦皮清热解毒；牡丹皮、金雀根、莪术、赤芍活血化瘀为主要治疗方法。佐以鸡骨草利湿保肝，青葙子、密蒙花明目。

案二　李某，女，67 岁。2020 年 5 月 13 日初诊。

患者 2 年来手关节疼痛、肿胀反复发作，伴有纳差、乏力、恶心、上腹胀。曾至外院就诊，诊断为“类风湿关节炎合并自身免疫性肝病”，平时未服药治疗。近 1 月来自觉上述症状有所加重，前来就诊。查体神清，皮肤、黏膜无黄染，腹软，无压痛，双手第 2、3 掌指关节，近端指间关节肿胀，触痛。2020 年 5 月 7 日实验室检查：血常规正常，红细胞沉降率 29 mm/h，C 反应蛋白 25 mg/L，RF 112 IU/mL，抗 CCP 抗体 153 RU/mL，ANA 1∶100，抗平滑肌抗体(＋)，抗 ds-DNA(－)，各丙转氨酶 78 U/L，碱性磷酸酶 155 U/L，谷氨酰转肽酶 45 U/L。舌暗红，苔黄腻，脉弦滑。

【中医诊断】 痹证。

【证候诊断】 风热互结，痰瘀内阻。

【西医诊断】 自身免疫性肝炎合并类风湿关节炎。

【治则】 祛风散瘀，清热化痰。

【处方】

羌活 12 g　生地黄 15 g　忍冬藤 30 g　黄芩 30 g　关白附 9 g　姜黄 12 g　白芥子 9 g　金雀根 20 g　虎杖 15 g　鸡骨草 30 g　垂盆草 30 g　半夏 9 g　陈皮 6 g　佛手 6 g　香橼 9 g　藿香 9 g　香附 9 g　木香 6 g　白豆蔻(后下)3 g　14 剂

【二诊】2020 年 6 月 3 日。患者手关节肿痛稍有减轻,恶心感略减少,仍有上腹胀、纳差。舌暗红,苔黄腻,脉弦滑。原方加刀豆子 9 g,14 剂。

临证心得

本患者风、热、痰、瘀为患,侵及关节,肝脏,临床见关节肿痛,纳呆痞胀。沈师以治疗类风湿关节炎的经验方羌活地黄汤化裁治疗本病,体现了异病同治的中医辨证思想。全方以生地滋阴补肾;羌活祛风;忍冬藤、黄芩清热;关白附、白芥子化痰;金雀根、姜黄、虎杖活血化瘀。同时关白附有止痛之功效,为沈师喜用。佐以鸡骨草、垂盆草利湿保肝。半夏、陈皮、佛手、香橼、藿香、香附、木香、白豆蔻之属,为沈师习用之护胃药物,以免苦寒伤胃,同时还可理气疏肝。

用药点滴

鸡骨草

沈师遇到肝功能异常的患者,最喜欢使用鸡骨草来降酶保肝。

鸡骨草为豆科植物广东相思子的干燥全株(因种子有毒,除去荚果),味甘、微苦,性凉,归肝、胃经。本品有利湿退黄、清热解毒、疏肝止痛之功效,常用量 15～30 g,常用于湿热黄疸,胁肋不舒,胃脘胀痛,风湿骨节疼痛,跌打瘀血肿痛,乳痈肿痛。民间在春夏潮湿季节常用来煲汤作食疗。两广民间用鸡骨草来治疗黄疸病的历史由来已久,在《岭南采药录》《岭南草药志》《广东中药》《南宁市药物志》《中国药用植物图鉴》等书中均有记载。如《岭南草药志》记载："清郁热，舒肝，和脾，续折伤"。随着这种民间草药的发掘，自20世纪50年代以来，对鸡骨草治疗各种类型的肝炎已经有了比较深入的研究。

现代药理研究表明全草粗皂苷水解产物含多种三萜类皂苷元，如相思子皂醇A、C、B、D、E、F、G，大豆皂醇A、B，葛根皂醇A，槐花二醇，广东相思子三醇，甘草次酸等。其根中含大黄酚和大黄素甲醚。研究发现鸡骨草粗皂苷对四氯化碳所致肝损伤有显著保护效果；鸡骨草根煎剂可显著增强正常离体家兔回肠收缩幅度，麻醉兔灌胃或肌注煎剂也能使在位肠管张力提高，蠕动略增强；此外，尚有增强小鼠游泳耐力等作用。

释疑解惑

问 针对自身免疫性肝病的治疗，怎样在治疗的同时护肝保肝？

答 从中医卫气理论考虑，我认为自身免疫性肝病有卫气不行，留积胸腹，故而气滞胸胁，横逆犯肝的因素，属于卫气过盛、卫气稽留、卫气内伐的疾病。但中医传统没有抑制卫气的理论。对于卫气实者，中医理论是调节卫气，治疗当以"疏通卫气"为宜，不宜使用"增强卫气"的药物，尤其是人参、黄芪。中医有疏通经脉气血、疏通卫气阻滞的治法，其中养阴生津、清热解毒、活血化瘀、祛风化湿等俱为"疏通卫气"治法。具体到自身免疫性肝病，我认为其以肝肾阴虚为本，临床以风、湿、热、瘀、毒为标多见。除了加用垂盆草、鸡骨草之类所谓保肝的药物以外，祛风、清热、利湿、化瘀、解毒就是针对病因，就是保肝，这也是"治病务求于本"的具体体现。

十七、抗中性粒细胞胞质抗体相关性血管炎案与析

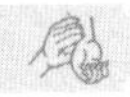

临床案例

刘某，男，72岁。2020年6月10日初诊。

患者2年前反复咳嗽，痰少色黄，咯吐不畅，稍活动后有气急；无发热，

无胸痛，无咯血。曾至仁济医院就诊，诊断为“系统性血管炎，间质性肺炎”，予泼尼松片10 mg/d，硫唑嘌呤片50 mg/d口服维持。查体神清，两肺呼吸音粗，闻及velcro啰音。6月8日实验室检查：红细胞沉降率35 mm/h，ANA(－)，ENA抗体谱均阴性，MPO－ANCA(＋)，抗心磷脂抗体(－)。舌红，苔黄腻，脉弦滑。

【中医诊断】咳嗽。

【证候诊断】痰瘀热壅肺。

【西医诊断】抗中性粒细胞胞质抗体相关性血管炎。

【治则】清热化痰散瘀，宣肺止咳。

【处方】

南北沙参(各)12 g　生地黄15 g　苦杏仁(后下)9 g　浙贝9 g　炙麻黄6 g　紫菀27 g　生石膏(先煎)30 g　黄芩30 g　秦皮27 g　金雀根30 g　莪术27 g　赤芍30 g　川芎9 g　牡丹皮9 g　陈皮6 g　佛手6 g　香橼9 g　甘草3 g　藿香9 g　白豆蔻(后下)3 g　14剂

【二诊】2020年6月24日。患者咳嗽稍减少，咯痰不畅略改善。仍有活动后气急。无发热，无咯血。舌红，苔黄腻，脉弦滑。继予原方14剂。

临证心得

抗中性粒细胞胞质抗体相关性血管炎症见多端，依其症状似可归入中医“虚劳”“血证”“咳嗽”“痹证”“内伤发热”等范畴，然而还是难以认识和把握其本质。现代医学认为本病是“不正常”抗体攻击人体累及全身多系统的自身免疫性疾病，沈师一贯主张辨病与辨证并重，一贯重视现代实验室依据，沈师认为本病是一种本虚标实的风湿病，同样符合其风湿病“7＋1”发病机制，七邪中以热、瘀、毒为主，与现代医学血管炎暗合，治疗在滋阴基础上强调活血化瘀，清热解毒。本方以沙参、生地养肺、肾之阴以治本；莪术、赤芍、金雀根、川芎、牡丹皮活血化瘀；石膏、黄芩、秦皮清热解毒。佐以麻黄、杏仁、浙贝母宣肺、降气、化痰；使以陈皮、佛手、豆蔻之属理气和胃，以防滋阴药物凝滞，苦寒药物碍胃。

用药点滴

川　芎

沈师治疗风湿免疫病，以祛邪为主，祛邪之中，又以活血、清热、解毒为多，故活血化瘀药物在沈师处方中常见。

川芎也是沈师常用的一味活血化瘀药材。本品为伞形科植物川芎的干燥根茎，味辛，性温，归肝、胆、心包经。本品有活血行气、祛风止痛之功，用于月经不调，经闭痛经，癥瘕腹痛，胸胁刺痛，跌扑肿痛，头痛，风湿痹痛。《本草汇言》中说川芎“上行头目，下调经水，中开郁结，血中气药”。

现代药理研究表明，川芎含川芎嗪、黑麦草碱等多种化学成分。研究显示川芎使麻醉犬血管阻力下降，使脑、股动脉及下肢血流量增加。川芎生物碱、酚性部分和川芎嗪能抑制氯化钾与肾上腺素对家兔离体胸主动脉的收缩作用。川芎嗪对金黄地鼠去甲肾上腺素造成的微循环障碍不论在口径、流速、流量及毛细管数等方面均有明显改善作用。川芎嗪能延长在体外 ADP 诱导的血小板凝聚时间，对已聚集的血小板有解聚作用；川芎嗪还可以影响血小板功能及抗血栓形成。

释疑解惑

问　本病症状多端，涉及关节、肌肉、皮肤、肺、肾、消化道等多个器官和组织，临床如何辨证施治？

答　中医根据症状往往首先将本病归于“血痹”“咳嗽”“虚劳”等范畴，再根据具体症状进行辨证施治。虽说是传统的临床思路，但不易把握和认识到疾病的本质。对于此类疾病，还是应该提倡辨病与辨证相结合。本病的诊断涉及微观层面，虽然局部活组织检查在临床上受到限制，可操作性不强，但现代生化、免疫的实验室检查也可以提供一定的诊断依据，特别是抗中性粒细胞胞质抗体（ANCA）等检查。所以，我非但不反对西医学的实验室检查，反而持欢迎的态度，这正是西医学所长，完全可以拿来“为我所用”，完善中医的诊断体系，而不能故步自封，视而不见。该病本质上属免疫性疾病，必然符合风湿病“7＋1”发病机制。本病属于本虚标实之证，以肾虚为本，热、瘀、毒为标。临床往往以邪实为主，治疗当以祛邪为主，针对热、瘀、毒比重的不同，灵活使用清热、化瘀、解毒的方法。

参考文献

[1] 沈丕安. 辨证论治治疗类风湿关节炎 30 例[J]. 上海中医药杂志,1980,24(4):32-33.

[2] 沈丕安. 历节的探讨[J]. 北京中医学院学报,1985,8(2):47-49.

[3] 沈丕安. 红斑狼疮中医临床研究[M]. 北京:人民卫生出版社,1997.

[4] 杨旭鸣. 沈丕安对皮肌炎的辨证论治[J]. 上海中医药杂志,1998,(3):19-20.

[5] 沈丕安. 如何看待辨证论治和中药药理对临床的指导作用[J]. 中国临床医生,2001,29(9):51-52.

[6] 苏晓,沈丕安,杨旭鸣,等. 红斑汤撤减激素治疗系统性红斑狼疮 30 例疗效观察[J]. 新中医,2002,34(1):17-19.

[7] 苏晓,洪强,夏菁. 红斑汤治疗系统性红斑狼疮 30 例临床研究[J]. 中医杂志,2002,43(5):359-361.

[8] 沈丕安. 现代中医免疫病学[M]. 北京:人民卫生出版社,2003.

[9] 王凤英. 沈丕安治疗狼疮性皮肤红斑食疗药膳的经验[J]. 辽宁中医杂志,2006,33(12):1542-1543.

[10] 沈丕安. 中药药理与临床运用[M]. 北京:人民卫生出版社,2006.

[11] 马志远. 沈丕安治疗红斑狼疮蛋白尿三部曲[J]. 中国中医风湿病学杂志,2008,11(3,4):259-260.

[12] 马志远,夏懿. 沈丕安治疗红斑狼疮蛋白尿经验[J]. 中医杂志,2008,49(4):310,312.

[13] 郭纪涛. 沈丕安治疗痛风性关节炎经验[J]. 辽宁中医杂志,2009,36(2):177-178.

[14] 邓剑青. 沈丕安治疗免疫性血小板减少性紫癜经验[J]. 上海中医药杂志,2009,43(11):10,17.

[15] 宣静,沈丕安. 生芦润燥汤治疗干燥综合征临床疗效研究[J]. 中国实用口腔科杂志,2010,3(12):739-740.

[16] 中国医师协会风湿免疫科医师分会医学继续教育课程资料汇编. 临床诊疗指南:风湿病分册(试行版)[G]. 北京:人民卫生出版社,2010.

[17] 郑玥琪. 沈丕安辨治白塞综合征经验[J]. 上海中医药杂志,2011,45(8):13-14.

[18] 吕祥，凌昌全．沈丕安治疗幼年特发性类风湿关节炎经验[J]．中医杂志，2011，52(17)：1453－1454．

[19] 沈丕安．风湿病中医论治概说[J]．风湿病与关节炎，2012，1(1)：4－7．

[20] 杨旭鸣，沈丕安，苏晓，等．沈丕安治疗狼疮性肾炎验方解析[J]．风湿病与关节炎，2012，1(4)：46－49．

[21] 沈丕安，陈永强，陈朝蔚，等．沈丕安教授羌活地黄汤治疗类风湿关节炎[J]．风湿病与关节炎，2012，1(5)：56－59．

[22] 陆瑾．沈丕安治疗白塞病经验[J]．河北中医，2012，34(5)：646－647．

[23] 孙剑，陈朝蔚，虞胜．沈丕安治疗银屑病性关节炎经验[J]．中医杂志，2012，53(17)：1510－1511．

[24] 沈丕安．中医卫气理论与免疫性风湿病[J]．风湿病与关节炎，2013，2(3)：41－44．

[25] 沈丕安．干燥综合征的病因病机与治疗探讨[J]．风湿病与关节炎，2013，2(6)：42－45．

[26] 姚重华，沈丕安．沈丕安教授诊治类风湿关节炎经验[J]．风湿病与关节炎，2013，2(9)：66－68．

[27] 毕榕，曾升平，温博．中医药治疗未分化结缔组织病附病例报告[J]．临床合理用药，2014，7(3)下：142－143．

[28] 陈灏珠，林果为，王吉耀．实用内科学(第 14 版)[M]．北京：人民卫生出版社，2014．

[29] 黄旦，刘健，万磊，等．中医治疗成人 still 病研究进展[J]．风湿病与关节炎，2015，4(11)58－60，76．

[30] 牟茂婷．系统性硬化病中医辨治经验概析[J]．世界最新医学信息文摘，2018，18(88)：240－241．

[31] 张红玉．沈丕安教授治疗免疫性血小板减少症的“三法”与“三药”[C]．2019 中国中西医结合学会血液病专业委员会学术年会暨浙江省中西医结合学会血液病专业委员会学术年会论文集．杭州，2019，108－109．

[32] 陈俊松，陈妙月．幼年特发性关节炎诊治的新进展[J]．中国妇幼保健，2019，34(16)：3848－3851．

[33] 鲁盈，傅文宁．系统性小血管炎肾损害的中医病因病机与中西医结合治疗[J]．中华肾病研究电子杂志，2019，8(4)：155－157．

[34] 徐静雯，何文姬，胡燕琪，卜建宏．名老中医沈丕安补肾壮督法辨治强直性脊柱炎经验[J]．现代中西医结合杂志，2020，29(7)：736－739．

[35] 黄鹏，李家焕，邱华，等．从肝肾阴虚论治自身免疫性肝病[J]．湖南中医杂志，2020，36(9)：119－121．

[36] 陈果，汪学良，周世军，等．混合性结缔组织病的中西医诊疗研究进展[J]．风湿病与关节炎，2020，9，(4)：61－65．

[37] 幸鹭，刘成海．病证结合诊治自身免疫性肝病[J]．中西医结合肝病杂志，2021，31(4)：299－302．

项目依托：

上海市名中医沈丕安普陀传承工作室

上海市中医医院第二批传承项目

上海市名中医沈丕安普陀传承工作室简介

上海市名中医沈丕安普陀传承工作室建设项目于2020年获得普陀区卫生健康委员会、普陀区中医药发展办公室批准（项目编号：MZYPTCCGZS－2020001），依托普陀区中西医结合代谢病专科、普陀区人民医院中医科启动建设。工作室团队共6人，包括来自宜川街道社区卫生服务中心的两位医师，由沈丕安教授担任导师，周冬青副主任医师作为项目负责人。工作室成立以来，工作室成员通过跟师学习、整理风湿免疫病经典医案、收集导师处方、撰写跟师笔记、读书心得等形式，学习、总结和归纳临床经验，工作室提供社区医院对口指导，发表相关论文，举办/参加相关学术会议等。上海市名中医沈丕安普陀传承工作室的建设，是上海市西部中医医联体建设的一部分，将形成市—区—社区梯度支持的联动发展模式，必将带动、辐射医院及周边社区卫生机构中医药服务能力建设，为市民群众提供更为安全、优质、便捷、连续的中医药服务。

工作室负责人简介

周冬青，男，1975 年 12 月出生，副主任医师，毕业于上海中医药大学中医系。目前担任上海市名中医沈丕安普陀传承工作室负责人。现为上海市中医药学会心病分会委员、上海市中西医结合学会风湿病专业委员会委员、中国中医药研究促进会中医肝胆病分会理事。主持市级科研课题《自拟温肾泄浊汤治疗中老年男性无症状高尿酸血症的临床研究》，发表核心期刊论文 10 余篇。

从事中医内科临床工作 20 余年，擅长中西医结合治疗心脑血管疾病和风湿病，对冠心病、慢性心力衰竭、脑梗死后遗症、类风湿关节炎、干燥综合征等疾病有丰富的诊治经验。

后　记

机缘巧合之下我得以跟随沪上名医沈丕安先生学习，沈师在诊疗之余，亲授机宜，耳提面命，吾等跟师两载余，收获良多，故与工作室同仁一起努力，编成一书，以弘扬沈师之学术。本书仅采撷沈师部分学术精华，参以同仁的见解及一己之心得而成，并不能囊括沈师学术思想之全貌，更不敢自命为集大成者。况且沈师本人即勤于含毫命简，数十年间，著作等身，在同辈人中亦属凤毛麟角，自是不需要吾侪来锦上添花。沈师又善于教诲，门墙之下，桃李满园，各吐芬芳，著述颇丰。

希望本书的出版能给同行提供一些线索和思考，或可收抛砖引玉之效，或可作他山之石。若能以此引起共鸣或争鸣，则本书的出版不无微功，对于中医风湿免疫病的学术发展亦不无裨益。

虽说早在工作室建设之初，即有成书之愿，但临事无策，心中茫然。幸与出版界诸师友谈及出版筹划，得到鼓励和帮助，方成今日付梓之功。普陀区卫健委及区中医药发展办公室为工作室立项，使本书出版得到资助，区中医药发展办公室牛晓芬老师全程督导课题建设进程，在此一并表示感谢。

文中倘有不当和疏漏之处均由本人负责，恳请读者批评指正。

周冬青

2022年12月